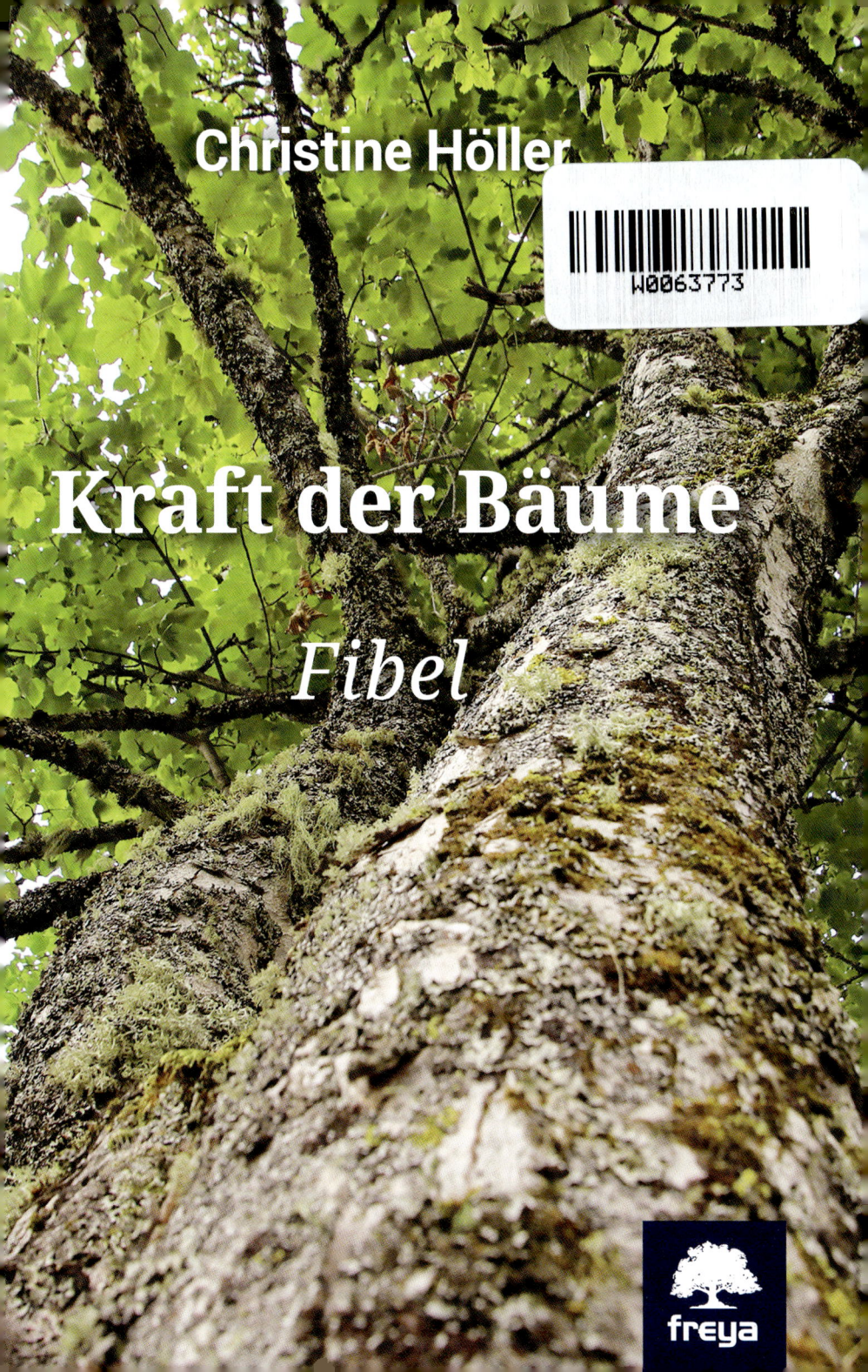

Christine Höller

Kraft der Bäume

Fibel

freya

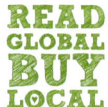

ISBN 978-3-99025-406-6

Layout: freya_art, Regina Raml-Moldovan
Lektorat: Dorothea Forster
Bildmaterial und Fotonachweis: siehe Seite 141 und 144
Sponsor: Wagrain Kleinarl Tourismus

Hinweis:
Die Angaben in diesem Buch sind von der Autorin sorg-
fältig geprüft worden, dennoch sind sie ohne Gewähr.
Die beschriebenen Heilwirkungen und medizinischen
Anwendungen von Pflanzen haben lediglich informativen
Charakter, eine Durchführung der Heilanwendungen
findet vom Leser eigenverantwortlich statt. Dies gilt ins-
besondere bei ernsthaften gesundheitlichen Problemen.
Eine Haftung der Autorin, des Verlags oder seiner Beauf-
tragten ist ausgeschlossen.

E-Mail: christine.hoeller@sol.at
Homepage: urlaub-hoeller@sbg.at

Inhaltsverzeichnis

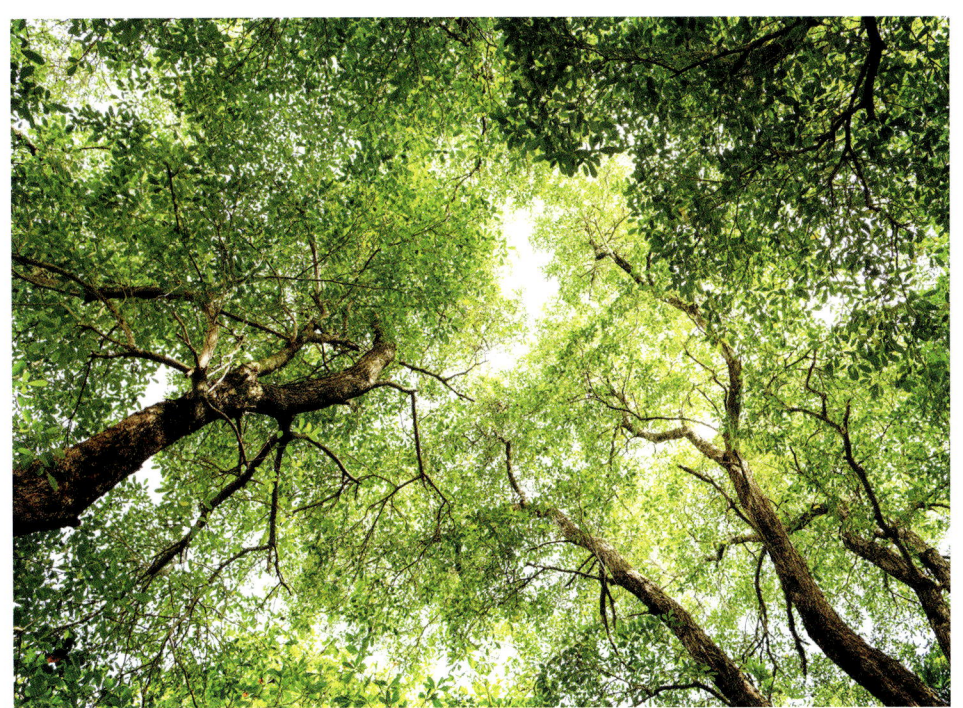

*Ehrt die Natur, ehrt die Bäume, dankt für die Gaben,
die uns gerne gegeben werden.*

Vorwort

Viele sind auf der Suche, das zu finden, was das Herz öffnet, Energie bringt und viel Freude macht. Ich habe das Meine gefunden.

Die Liebe zur Natur, besonders zu den Bäumen und Sträuchern, und das große Interesse an deren Heil- und Energiekräften ziehen mich in den Bann. *Seines* zu finden, sich damit zu beschäftigen und es auch entfalten lassen zu dürfen, ist wohl etwas ganz Besonderes. Es ist Lebensfreude pur und deshalb eines der größten Geschenke. Vieles kommt dann plötzlich wie von ganz allein, wie für mich der *Kraft der Bäume*-Lehrpfad in Kleinarl, den ich in meiner Gemeinde mit anlegen durfte.

Wenn uns klar wird, welche Kräfte und Energien unsere Bäume bereithalten, wie wichtig der Kontakt zu Bäumen für uns ist, sind wir gesünder und zufriedener.

Einst hat man seinen Intuitionen vertraut, wir Heutigen haben das leider verlernt. Es steckt aber in uns, wir müssen nur hinhorchen und fühlen, welche Botschaft Sträucher, Bäume und Kräuter für uns bereithalten.

Es braucht Zeit, bis wir erkennen, dass wir nur ein Teil des Ganzen sind!

Wir leben in einem gesegneten Land und müssen sehr dankbar dafür sein. Alles wächst vor unserer Haustür, natürlich und ohne Pestizide. Pflanzen geben uns, was wir brauchen, und wir dürfen es dankbar entgegennehmen.

Mit ein bisschen Interesse und Freude können wir uns Schritt für Schritt an die Natur herantasten. Es ist genug für alle da, wenn wir behutsam und achtsam mit ihr umgehen.

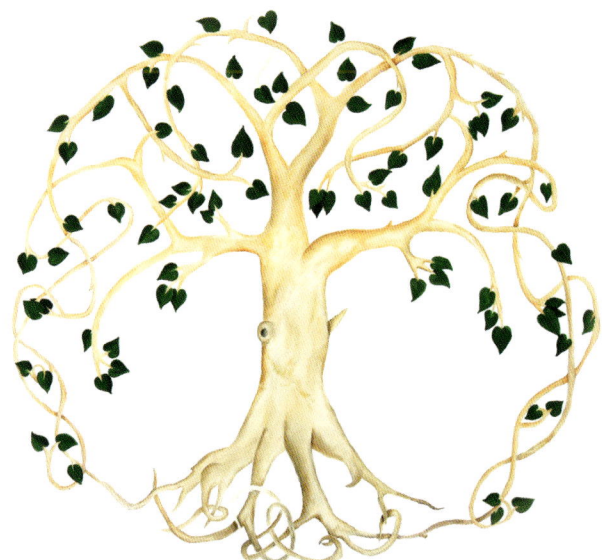

Nutzung der Baumkräfte

» in der Küche, als Nahrung für Mensch und Tier
» als Wärmelieferant
» als Baustoff zum Errichten von Gebäuden
» als Möbelholz
» als Medizin
» als Heilmittel
» als Ruhepol
» als Schmuckstück
» als Ritualbaum
» als Freund

Von der Wurzel bis zur Spitze

Die Natur ist ein Wunder für sich, ein ausgeklügeltes System bis ins letzte Detail, noch vieles ist unerforscht. Gaia, alles Leben dieser Erde, jedes einzelne Lebewesen, sei es Pflanze, Tier, Pilz oder Mensch, ist ein Wunder für sich allein, ein Teil des Ganzen. Unerklärbar, dass alles so perfekt zusammenspielt, ergänzend und eingebettet ist in eine endlose Genialität, die wir alle als selbstverständlich erachten. Mit Füßen tritt die Menschheit diese Genialität, *Gaia weint.*

> *Der Baum ist ein Begleiter, ein Beschützer, ein Nährer, ein Heiler, ein Kraftspender, ein Berater, ein Ritualbaum, ein Verteidiger, ein Bruder und seit Urzeiten auf der Erde.*

Die Tatsache, dass Chlorophyll beinahe dieselben Bestandteile wie unser Blut hat, gibt auch denen eine Erklärung, die nicht verstehen können, dass Bäume unsere stummen Brüder genannt werden. Die Bindung zum stummen Bruder birgt nicht nur die *Verwandtschaft*, sondern auch die tiefe Verbundenheit seit Menschengedenken in sich. Wir haben sie leider vergessen, die Intuitionen unterdrückt und verdrängt, uns eingereiht in ein Gebilde, in dem man funktionieren muss, um voranzukommen. Es ist aber nicht zu spät, wir tragen diese Verbindung alle in uns, man muss nur hineinspüren und sich besinnen, wer wir sind und wohin wir gehen!

Von der Wurzel bis zur Spitze ist der Baum ein Segen für den Menschen. Sei es die Nutzung der Wurzeln und Knospen in der Gemmotherapie oder die der Triebspitzen und der Blüten in der Bachblüten-Therapie. Baumwasser, die Blätter, die Blüten und die Rinde dienen unserer Gesundheit. Auch die Psyche nährt sich von der Kraft und dem Energiefeld der Bäume und holt sich die Schwingung, die heilt und kraftvoll macht.

Als Ernährer steht der Baum im Mittelpunkt. Die Früchte und Samen gibt er im Herbst, die Blätter – besonders die jungen – kommen im Frühling und werden in delikate Speisen verarbeitet. Baumwässer dienen als Süßungsmittel und Krafttrunk, die Knospen, Rinden und Wurzeln – alles findet Verwendung als Nahrung für Mensch und Tier.

Der Baustoff Holz dient zur Errichtung von Gebäude, als Werkzeug, als Löffeln, Teller, Schüsseln und vieles mehr. Als Spielzeug für unsere Kinder, Waffe zur Verteidigung, für Speere, Pfeil und Bogen und schließlich auch als Heizstoff, der uns die Wärme gibt, seit die Menschheit gelernt hat, das Feuer zu nutzen.

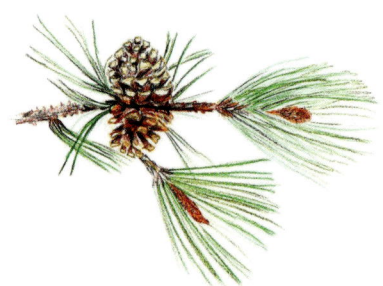

Der Baum – seine Urkraft – sein Energiefeld

Bäume sind nicht nur unsere größten Sauerstoff-Lieferanten, sondern übermitteln uns Botschaften und stärken unser Wesen und unsere Gesundheit. Im Buch *Der Biophilia-Effekt* von Clemens G. Arvay (2015) wird anhand von wissenschaftlichen Untersuchungen aufgezeigt, dass die Bäume nicht nur untereinander kommunizieren, sondern auch mit Mensch und Tier. Es ist belegt, dass sich die Blutwerte nach einem Aufenthalt im Wald verändern.

Das Energiefeld, die Schwingung des Baumes, wirkt auf unsere Psyche und Gesundheit. Wie die Zirbe uns aufrichtet, stärkt und durch schwierige Situationen im Leben hilft, umgibt uns die Birke mit Freude und Leichtigkeit, sie lädt zum Tanz ein. So besitzen jedes Kraut, jeder Strauch und jeder Baum auch sein eigenes Wesen und seine eigene Schwingung.

Ein Aufenthalt im Wald wirkt entspannend und das Verweilen bei unseren stummen Brüdern füllt so manchen leeren Energiespeicher. Es ziehen uns vorwiegend jene Bäume an, die uns guttun. Manche Menschen haben einen Lieblingsbaum, zu dem sie gehen, sich daruntersetzen und sich wohlfühlen. Die Natur, der Wald, die Bäume sind unsere Energietankstellen, unsere Gesunderhalter, unsere Heiler. Wir sollten ihnen viel mehr Beachtung schenken.

Knospenkraft im Frühling – Gemmotherapie

Knospen werden bereits viele Monate, bevor sie sich öffnen, gebildet und können im Frühling, wenn sie ihre höchste Wachstumskraft in sich tragen, behutsam und mit Bedacht geerntet werden. Die geballte Ladung an Heilkraft liegt in ihnen. Alle Baumenergie und das ganze Baum-Jahr sind abgespeichert in jeder Knospe und jedes Jahr wieder von Neuem. Bäume verjüngen sich von Jahr zu Jahr – sie bieten uns einen wahren Jungbrunnen, eine volle Baumapotheke, eine Speisekammer. Von Menschen und Tieren wurde dies schon immer genutzt und geschätzt, heute haben wir fast vergessen, mit welchem Reichtum wir jährlich beschenkt werden.

Bedient euch in Dankbarkeit dieser Kraft – der Kraft der Bäume und des Neubeginns im Frühling!

Bäume verjüngen sich und wachsen mit den Knospen, d. h. in ihnen befindet sich pflanzliches Embryonalgewebe – alle Informationen über den Baum sind darin gespeichert und die Wachstumskräfte sind darin am höchsten. Eine Eiche kann tausend Jahre alt werden und sich jedes Jahr mit neuen Triebspitzen verjüngen und ist somit ein Musterbeispiel für ewige Jugend!

Bäume versenden Informationen über Phytohormone, das sogenannte Nervensystem des Baumes, und steuern so viele Prozesse. Auxin ist ein Wachstumshormon, welches die Elastizität der Zellwände erhöht und dem Baum ermöglicht, sich in die Höhe zu strecken. Weiters schützt es den Baum vor Bakterien, Pilzen oder Viren. Gibberelline sind Hormone, die das Gesamtwachstum der Pflanzen beeinflussen und somit z. B. einen Zwergwuchs verhindern. Das sind nur zwei Stoffe, die das Wachstum der Knospen beeinflussen und in ihnen zu finden sind.

Chlorophyll, das immunstärkend, zellschützend und antibiotisch wirkt, ist ebenfalls im Embryonalgewebe enthalten. Weitere Inhaltsstoffe sind Carotinoide, Saponine oder Polyphenole. Es sind aktive Pflanzenstoffe, die zellschützend, wundheilend oder antioxidativ wirken.

Knospen wirken direkt in unseren Zellen – sie harmonisieren, aktivieren und regenerieren!

Wenn man sich mit Knospen beschäftigt, findet man auch immer den Begriff Gemmotherapie. Er wird von dem lateinischen Wort *gemma* abgeleitet, das so viel wie *Knospe* oder *Auge* bedeutet. Die Gemmotherapie wurde von dem belgischen Arzt Dr. Henry Pol in den 1950er-Jahren begründet und ist somit noch relativ jung. In Frankreich wurde sie schon damals als Therapieform angenommen und heute ist sie dort bereits etabliert. Bei uns im deutschsprachigen Raum steckt die Gemmotherapie noch eher in den Kinderschuhen und wartet darauf, genutzt und verbreitet zu werden. Mein Herz brennt für die Bäume und das Interesse an der Gemmotherapie bei mir steigt stetig, weil ich davon überzeugt bin, dass Knospen die stärkste Heilkraft und Energie besitzen.

Die Knospenansätze, auch Gemmomazerate genannt, werden aus Quellwasser, Alkohol oder pflanzlichem Glyzerin und den Knospen von diversen Sträuchern und Bäumen hergestellt, auf deren Heilwirkungen ich bei den folgenden Baumbeschreibungen genauer eingehen werde.

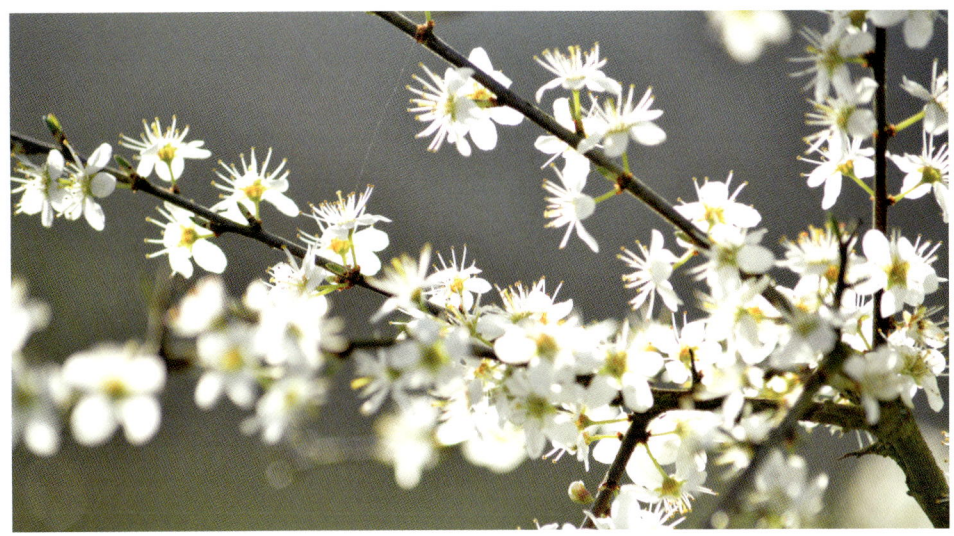

Schwingung, übertragen in Essenzen = Bachblüten-Therapie

Blütenessenzen wirken auf der Gefühlsebene.

Dr. Edward Bach fand heraus, dass die Schwingung der Blüte einer Pflanze in Wasser übertragen wird, und hat diese in Form von Blütenessenzen aufbereitet. Er war davon überzeugt, dass viele Krankheiten psychischen Ursprungs sind und entwickelte deshalb die sanfte Methode der Blütenessenzen.

Diese Blütenessenzen wirken auf unsere Psyche und auf unsere Gefühlsebene. Jede Blüte hat ihre eigene spezielle Schwingung und Botschaft, so kann zum Beispiel die Rosskastanienblüte (*Nr. 35 White Chestnut*) einer Person, die sich ständig in einem Gedankenkarussell gefangen fühlt und sich nur schwer entspannen kann, Erleichterung bringen. Von der Signatur des Baumes gesehen, dreht sich meist der Stamm einer Rosskastanie und liefert somit das gleiche Bild. Gleiches mit Gleichem behandeln ist das Urprinzip der Homöopathie.

Die Bachblütenessenz der Zitterpappel (*Nr. 2 Aspen*) könnte für Menschen eingesetzt werden, die von unbestimmten Ängsten und innerer Panik geplagt werden. Sogar der Name gibt schon die Signatur des Baumes preis und deutet auf die im Wind ständig zitternden Bewegungen der Pappel hin.

Die uns wohl bekannteste Mischung sind die *Notfalltropfen*: eine Mischung aus fünf verschiedenen Bachblüten. Ich kann aus eigener Erfahrung die Wirksamkeit bestätigen!

Ganz viele dieser Blütenessenzen (nicht nur nach Dr. Bach) findet man bei Sträuchern und Bäumen.

Räucherungen – starke Kräfte und Rituale seit der Entdeckung des Feuers

Die Energiekraft des Baumes wird durch Teile von Blüten, Blättern, Bast oder Früchten über das limbische System des menschlichen Körpers aufgenommen. Der Rauch, die Heilkraft, die Düfte, die Informationen und die Botschaften erreichen uns so. Das Räuchern ist schon seit der Entdeckung des Feuers dem Menschen vertraut. Ritualräucherungen, Kulträucherungen, Desinfektionsräucherungen, Räucherungen zur Heilung des Geistes, Räucherungen zur Entspannung gibt es schon lange.

So transportiert der Rauch die Schwingung der Pflanzen direkt in unseren Körper durch die Nase, den Mund und die Haut. Menschen, Räume und Plätze bekommen plötzlich eine andere Energie zugeführt – die Kraft des Rauches wird spürbar.

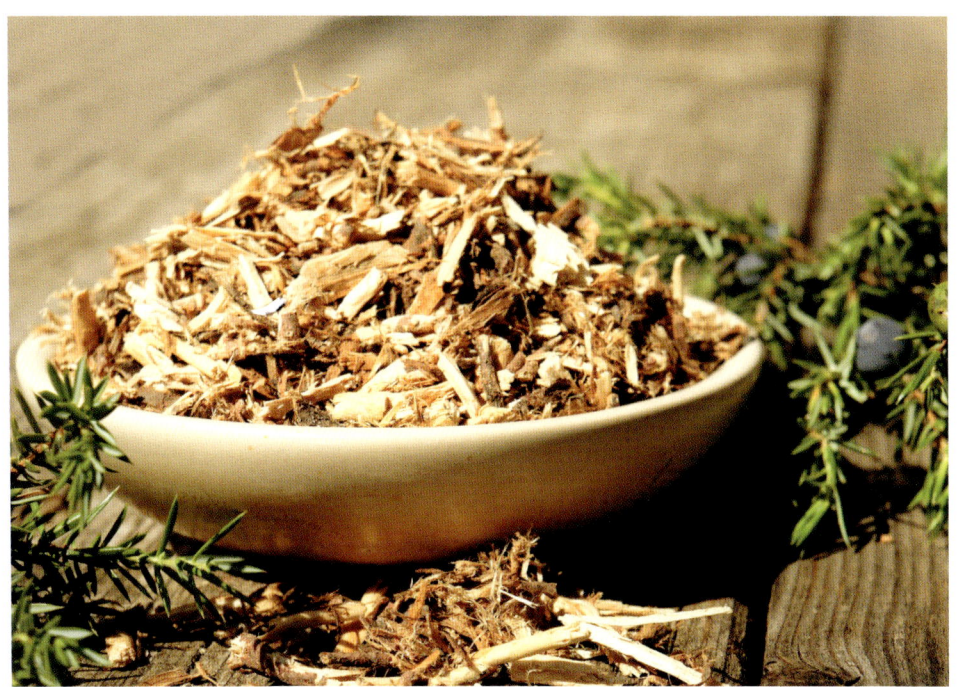

Die Beschreibung der Bäume entlang des

Kraft der Bäume-

Lehrpfades

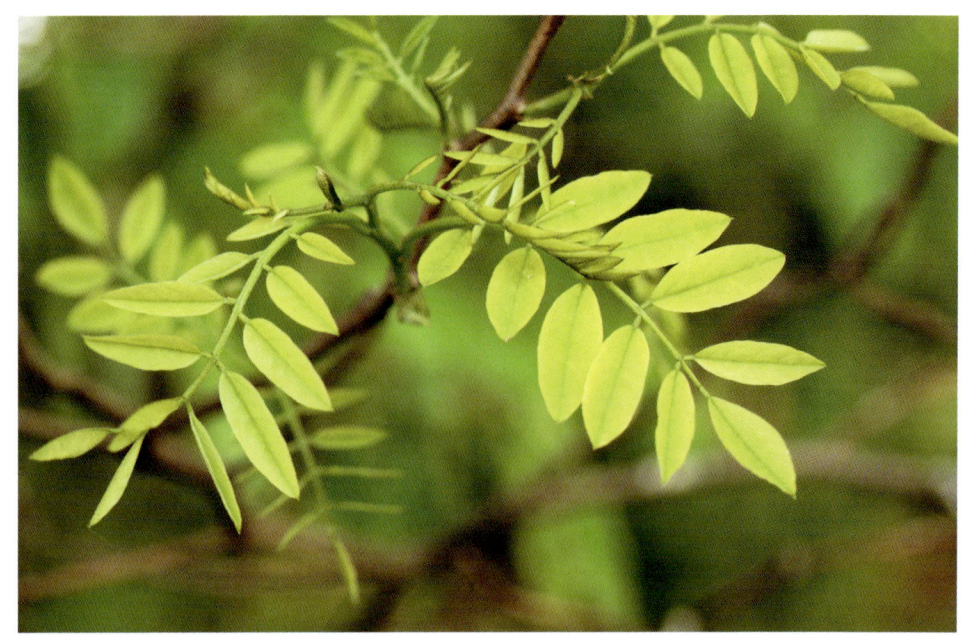

1. Gemeine Esche

Fraxinus excelsior L.,
Familie der Ölbaumgewächse – Oleaceae

Die Esche *Fraxinus* gilt als der mythische Weltenbaum, aus dem der Mensch hervorgegangen ist. In der nordischen Mythologie war die Esche der allumfassender Weltenbaum *Yggdrasil*.

Der Mann, ASK, ist ein Sohn des Eschenbaumes, die Frau, EMBLA, eine Tochter der Erle oder der Eibe. Eschenstäbe waren Zauberstäbe der Druiden, denn die Esche war Odin, dem Vermittler der Runen, geweiht.

Im Winter sind die mattschwarzen, breiten, pyramidenförmigen, vorne zugespitzten Endknospen, *die Rehbeinchen*, leicht von allen anderen Knospen zu unterscheiden.

Die Esche kann bis zu 40 Meter hoch und etwa 300 Jahre alt werden. Sie ist ein heilkräftiger Lichtbaum, der kerzengerade seine Äste der Sonne entgegenstreckt, auch seine Wurzeln reichen tief in das Erdreich und holen sich frisches Quellwasser.

> *Die Esche vermittelt Kreativität, sie ist ein guter Baum zur Ideenfindung, sie heilt mit Besonnenheit und zeigt den besten Zeitpunkt der Handlung. Sie kann uns helfen, anderen Menschen wieder mit Herzkraft zu begegnen. Bei so einer Begegnung werden wir berührt und Seelenfreude wird genährt. Sie verleiht uns Spannkraft und Ausdauer. Verhärtete Menschen, die sehr verbittert und enttäuscht sind, weckt und löst die Esche.*

Inhaltsstoffe: ätherisches Öl, Gerbstoffe, Bitterstoffe, Glykoside (z. B. Fraxin), Mannit, Flavonoide (z. B. Quercetin, Rutin), Cumarine, Harze

Die Esche wirkt stark tonisieren und blutreinigend. Sie gilt als gichtwidrig durch ihre harnsäureausleitende Eigenschaft und wirkt harntreibend, schmerzstillend und leicht abführend. Weiters hat sie antirheumatische, entzündungshemmende, fiebersenkende, entgiftende und entschlackende Eigenschaften.

GEMMOTHERAPIE:
„Die stoffwechselvitalisierende Knospe"
Das Gemmomazerat der Esche, *Fraxinus excelsior,* wird als sehr gut verträgliches Stärkungsmittel eingesetzt. Es verleiht Spannkraft, Ausdauer und Vitalität und wird bei allem, was mit Sehnen, Bändern und Gelenken zu tun hat, eingesetzt. Es wirkt schmerzlindernd, entzündungshemmend, fiebersenkend, harnsäureausleitend und allgemein entgiftet.

In der **Kinderheilkunde** wird es bei Mutlosigkeit und erhöhtem Stimmungswechsel gereicht, da es ausgleichend, vitalisierend und auch stresstoleranzerhöhend wirkt.[1]

Als Blütenessenz schenkt uns die Esche seelisches Gleichgewicht und lichten Geist, sie hilft uns, die Individualität jedes Einzelnen zu respektieren, und bringt Vielfalt ins Bewusstsein.

Eine Eschenräucherung (Blätter, Samen, Holz und Blüten) lässt klar sehen und löst Vernebelungen auf. Sie reinigt die Kanäle, richtet einen wie eine Lichtsäule auf und schärft den Geist und Sinn.

Die Esche wirkt:

» Meine Schwiegermutter bestätigte auch die Verwendung getrockneter Eschenblätter für die **Winterfütterung** speziell für Schafe und Ziegen. Die Eschenblätter wurden mit *Droat* (Halme von Roggen und Weizen) büschelweise zusammengebunden, am Heuboden zum Trocknen aufgehängt und im Winter dazugefüttert. Eschenblätter stärken die Tiere und sind für Ziegen und Schafe eines der besten Heilmittel.

Anwendungen innerlich:

» **Blätter** bei rheumatischen Krankheiten, vor allem bei Muskelrheuma, bei Verstopfung, bei Übersäuerung des Blutes.

» Die **Frenette** – der Eschenwein – gilt als Lebenselixier der Franzosen und wird als Krafttrunk stamperlweise täglich im Rahmen einer Kur eingenommen.

Volksheilkundlichen Anwendungen:

» Der **schleimreiche Bast** ist ein gutes, wirksames, kühlendes und erweichendes Mittel bei Wunden und wird nur frisch als **Naturpflaster** verwendet.

» Abkochungen der **Eschenrinde** wurden früher zur Behandlung von Bisswunden gebraucht.

Trinkgefäße aus Eschenholz gelten als stärkende und heilende Becher oder Schalen. Es ist ein zähes Holz, das auch zur Herstellung von Werkzeugen verwendet wird, einst war es das Holz, aus dem die Speere hergestellt wurden. In der Möbelindustrie findet das Eschenholz aufgrund seiner schönen Maserung auch einen festen Platz.

> *Finde deine Ideen bei der Esche, sie gibt Kreativität und ist deshalb ein guter Baum dafür. Bringe die Idee zur Umsetzung zur Eiche, sie verleiht dir Kraft und Ausdauer. Beim Voranbringen der Umsetzung hilft dir die Buche.*

Dreierlei Baumessig

- 0,8 l natürlicher Apfelessig mit ganz jungen Eschenblättern
- 0,2 l Fichtenwipfelhonig

» Alles für 6 Wochen ausziehen lassen und abseihen.

Das ist meine Art von Lebenselixier, das täglich im Salat seinen Platz findet.

Was gibt es Schöneres!

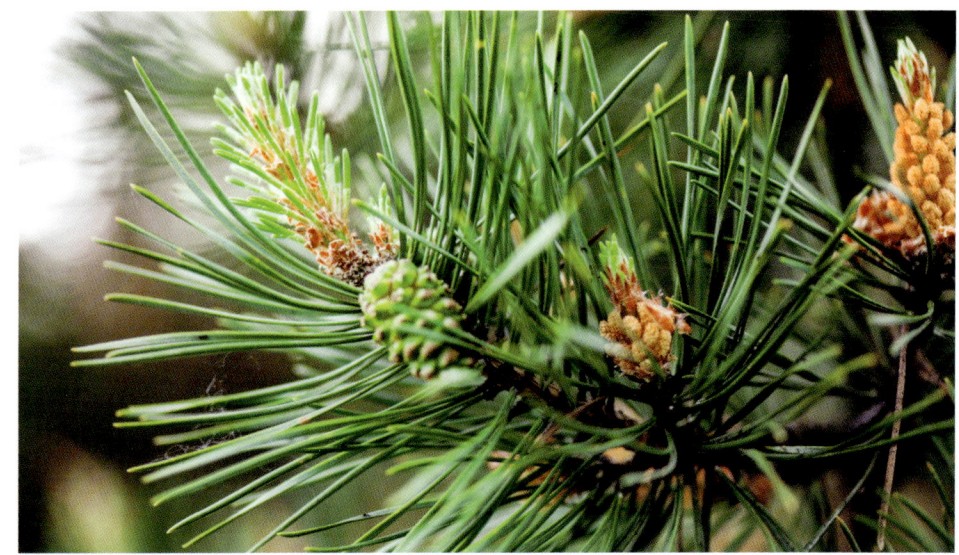

2. Waldkiefer

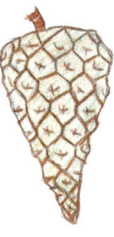

Pinus sylvestris L.,
Familie der Föhrengewächse – Pinaceae

Vor über 10 000 Jahren bedeckten riesige Kiefernwälder, zusammen mit Birke und Hasel, fast ganz Europa. Die Kiefer ist der Pionier unter den heimischen Nadelbäumen. Kiefern, auch Föhren genannt, sind zähe Bäume. In den Alpen wachsen sie bis auf 1800 Höhenmeter, sie leben in intensiver Symbiose mit den Waldpilzen, die ihnen die nötigen mineralischen Nährstoffe erschließen. Der Baum kann bis zu 30 Meter hoch werden, blüht erstmals nach etwa 30 Jahren und wird sehr alt.

Die Kiefer lädt zum Verweilen in düsteren Stunden ein und hilft uns dabei, die Seele wieder zu lichten und aufzuhellen, sie gibt uns Entspannung, Liebe, Wärme und Zuversicht.

Inhaltsstoffe: ätherisches Öl, Glykoside, Harze, Gerbstoffe, Bitterstoffe, Vitamin C, Wachs

Die Kiefer wirkt mit ihrem Harz desinfizierend, keimtötend, schmerzstillend, haut- und wundheilend. Für unser Atmungsorgan gilt sie als schleimlösend, hustenheilend und mildert den Hustenreiz. Weiters hat sie reinigende, klärende und durchblutungsfördernde, wassertreibende, nervenstärkende und verdauungsfördernde Eigenschaften.

GEMMOTHERAPIE: „Die feurige Knospe"

Der Knospenansatz wird vor allem im Bereich der Knochen und Gelenke sowie der Atemwege eingesetzt. Er stärkt und vitalisiert, regt den Knochenaufbau an und wirkt stabilisierend auf Sehnenansatzstellen am Knochen. Er findet bei Rheuma, Osteoporose und Arthrose gute Verwendung. Auf Bronchien hat das Mazerat eine entschleimende Wirkung und man verwendet es vor allem im Zusammenhang mit großer Erschöpfung und ständig kalten Füßen. Das Gemmomazerat der Waldföhre wirkt als Stimmungsaufheller und gibt uns Zuversicht in schwierigen Lebenslagen.

Blütenessenz: Sie hilft, sich so anzunehmen, wie man gerade ist, stärkt die Selbstliebe und gibt Impulse zur *inneren Befreiung*, nämlich sich und anderen zu vergeben: „Alles ist gut, so wie es ist."

Räucherungen mit Kiefernadeln und feinen Zweigen wurden früher als Desinfektion der Luft in Krankenstuben, Speisekammern und Ställen angewandt. Die Kiefer wärmt und klärt die Räume, löst Trauer auf und gibt Sicherheit.

Kiefernharzrauch stärkt Herz und Lunge. Er bringt Ruhe und lädt energetisch unser System auf. Die Kiefer stärkt das Gefühl der Stimmigkeit, der Selbstverständlichkeit, wir werden zufrieden mit dem, was ist.

Die Waldkiefer verkörpert auf harmonische Art das Feuerprinzip, mit ihrer wärmenden Kraft bildet sie wohlriechende Harze und ätherische Öle.

» Die Ausdünstungen des **Harzes** beleben Bronchien und Lungen. Waldkiefern werden deshalb wie die Tanne, Lärche und Fichte auch noch heute zur Behandlung von Erkältungen, Husten, Grippe, Lungenentzündung, Bronchitis und Asthma eingesetzt.

» Die Kiefer hat auch einen stärkenden Einfluss auf die **Verdauung** und ergibt ein allgemein revitalisierendes Tonikum.

» **Aufgüsse** zum Inhalieren stärken die Lunge, als **Bad** stärken sie das Nervensystem und als **Teezubereitung** stärken sie die Verdauung.

» **Kiefernharzsalbe**, auf Brust und Rücken eingerieben, hilft bei Husten und Atemwegserkrankungen, aufgetragen auf die Haut kann sie Geschwüre schneller abheilen und Gelenkschmerzen lindern.

Die kulinarische Nutzung der Kiefer ist bei uns nicht sehr gebräuchlich, doch sie kann sehr vielfältig sein. Samen aus den reifen Kiefernzapfen sind eine gute Quelle von Kalium, Magnesium, Vitamin E und Karotin. Sie eignen sich als *kostbare* Knabbereien und zum Würzen. Nadelblätter werden als Gewürz für Salz, Zucker, zum Marinieren oder zum Beizen verwendet. Junge Zapfen finden für Liköre und Essige und zum Herstellen für Sirup Verwendung.

Durch trockene Destillation wird aus dem harzigen Kiefernholz Teer gewonnen, das zum Tränken von Schiffstauen und zum Überziehen von Holzpfählen verwendet wurde. Kiefernspäne haben einen hohen Harzgehalt und wurden im Mittelalter als Fackeln verwendet.

Die Föhre ist ein schnell wachsender Baum und deshalb auch für die Holzindustrie interessant. Sie eignet sich gut als Bau- und Möbelholz.

Zapfensalbe

- 2 noch unreife grüne Zapfen nehmen, denn nur sie harzen
- 1 Handvoll Kiefernsprossen (junge Kiefernnadeln)
- 100 g Schweineschmalz oder alternativ Kokosöl

» Das Fett/Kokosfett schmelzen, die klein geschnittenen grünen Zapfen und Nadeln hinzufügen und bei max. 70–80 °C ca. 1 Stunde ausziehen lassen.

» Auf ca. 40 °C abkühlen lassen und am besten durch einen Feinstrumpfsocken abfiltern. (Sollte man ein Sieb verwenden, ist es sehr aufwendig, die Harzrückstände zu entfernen.)

» Die fertige Zapfensalbe in kleine, saubere Schraubgläser füllen und unverschlossen auskühlen lassen. Sobald die Salbe kalt ist, werden die Schraubgläser gut verschlossen, beschriftet und kühl und dunkel verstaut.

» Bei richtiger Lagerung ist sie durchaus zwei Jahre haltbar.

Sie bringt Erleichterung bei Erkältungskrankheiten, Muskelkater, Genickschmerzen durch Verspannungen, Rückenschmerzen und Gelenkschmerzen.

VORSICHT! Für Kleinkinder auf Grund der gelösten ätherischen Öle mindestens um den doppelten Fettgehalt strecken (Erkältungsbalsam zum Einschmieren im Brustbereich)!

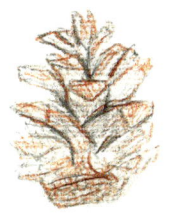
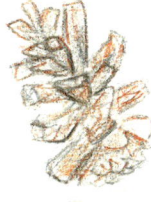

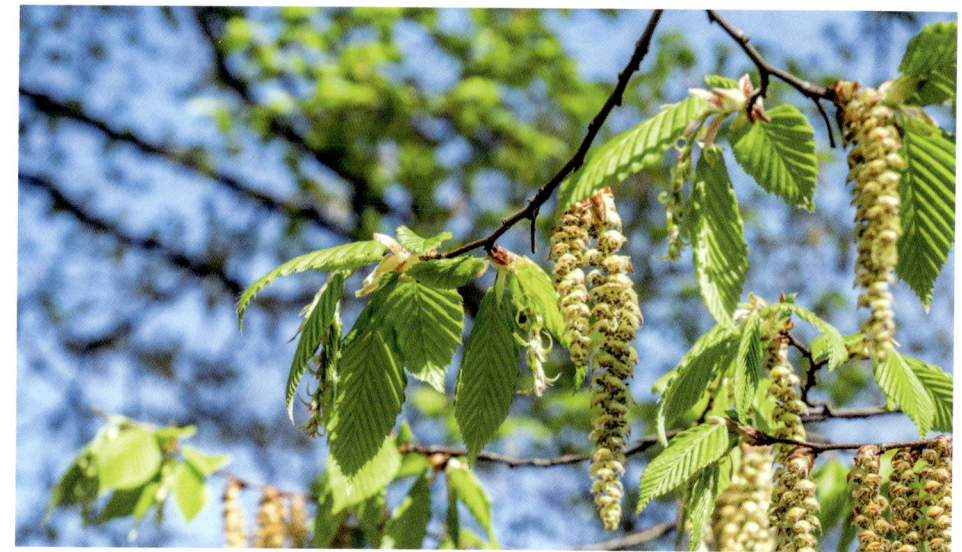

3. Hängebirke

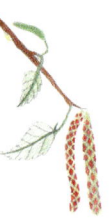

Betula pendula Roth.,
Familie der Birkengewächse – Betulaceae

In ihrer Jugend übertrifft die Birke *Betula pendula* mit ihrer Schönheit, Leichtigkeit und Grazie alle anderen Bäume. Der weiße, schlanke Stamm wirkt elegant und das zart frühlingsgrüne Kleid schimmert anmutig. Die Birke ist ein Lichtbaum, gedeiht nicht in dunklen Wäldern, ist raschwüchsig und kann bis zu 30 m hoch und bis zu 120 Jahre alt werden.

> *Die Birke ist Schützerin und Seelenführerin, zugleich ein Lichtstrahl zum Himmel und zurück, sie bringt Freude und Leichtigkeit in die Seele.*
> *Sie spendet Mut, Vertrauen, Ausdauer, Beweglichkeit und schenkt uns eine sanfte, beruhigende und erweichende Energie.*

Inhaltsstoffe: Flavonoide, Gerbstoffe, Vitamin C, Salicylsäure, Saponine, Quercetin, Betulin, Mineralstoffe (besonders Kalium und Kalzium), ätherische Öle, Harze

Die entgiftende und stoffwechselanregende Eigenschaft

der Birke ist wohl die bekannteste, weiters regt sie Lymphe und Galle an und wirkt blutreinigend, harntreibend, entwässernd und harnsäureausleitend. Sie besitzt Haut beruhigende Heilkräfte und ist ein guter Rheuma- und Gichtvertreiber.

GEMMOTHERAPIE:
„Die reinigende und verjüngende Knospe"

Der Knospenansatz der Birke, *Betula pendula*, wirkt hauptsächlich stoffwechselanregend und entgiftend, auch insbesonders knochenstoffwechselanregend, entzündungshemmend, antirheumatisch, fiebersenkend und schmerzlindernd. Er regt die Nieren an und hat eine positive Wirkung bei nässenden Hauterkrankungen. Der Knospenansatz reinigt die Aura, erhöht die körpereigene Schwingungsfähigkeit und lässt die positive Ausstrahlungskraft wieder zunehmen.

In der **Kinderheilkunde** wirkt das Mazerat unterstützend bei Wachstumsverzögerungen und Gedeihschwäche und in der Psyche gegen depressive Zustände, Antriebs- und Mutlosigkeit. Das Gemmomazerat der Birkenkätzchen beseitigt weibliche Frigidität.

Blütenessenz: Die Birke hilft uns, Vertrauen und Achtsamkeit zu uns selbst zu erlangen. Sie unterstützt besonders in Übergangsphasen, wieder Sicherheit zu finden, uns zu beruhigen und sich geborgen zu fühlen.

Räucherung: Birkenrauch verbreitet Ruhe und Gelassenheit, weht fröhliche Leichtigkeit in unser Gemüt und kehrt die mütterliche Seite hervor, die uns mit Mitgefühl zu uns selbst und zu allen Wesen erfüllt.

Die Birke entgiftet.

» Frühjahrskuren mit **jungen Blättern** und **Birkenwasser** wirken stärkend, verjüngend und vor allem blutreinigend.

» Die **Birkenrinde** ist fiebersenkend und erzielt eine positive Wirkung auf Nieren und Blase.

» Die **Knospen** dienen zur Behandlung von Wassersucht und rheumatischen Erkrankungen.

Kulinarisch eignen sich die jungen, frisch ausgetriebenen Birkenblätter sehr gut für Frühlingssuppen, Topfenaufstriche, zum Beimischen in Wildsalaten, zum Verfeinern von Getränken, Likören und Desserts.

Kosmetische Verwendung finden Birkenblätter in der Haarpflege als Haarwasser, Haarspülungen und Shampoos. Das Birkenwasser dient zur Einreibung der Kopfhaut und der Haarwurzeln.

Das Birkenholz ist das einzige Holz, das auch brennt, wenn es feucht ist. Das Holz wird für den Möbelbau und für Drechselarbeiten verwendet.

Birkenwasser ernten: Behutsam und achtsam sollte es geschehen! Wenn die Knospen der Birke im Frühjahr anfangen grüne Spitzen zu zeigen und der Baum zu sprießen beginnt, dann ist es Zeit, den wertvollen Frühjahrstrank zu ernten.

Verwende nur einen Ast pro Birke und setze mindestens wieder ein Jahr aus, um den Baum nicht zu schädigen.

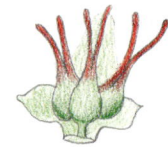

Birkenwasser ernten

» Ein Birkenast, den man auch leicht erreichen kann, wird mittels eines Bandes nicht zu steil nach unten gebunden.

» Am besten das Band am Baumstamm befestigen und den Ast bei der Dicke eines Daumens mit Hilfe einer desinfizierten Baumschere kappen.

» Eine Flasche, am besten mit einem Bügelverschluss, wird nun an dem Ast befestigt.

» Man erntet täglich das Baumwasser ab, da es leicht verdirbt!

» Nach etwa 7–9 Tagen versiegt das ständig tropfende Baumwasser.

» Als Zeichen des Dankes dem Baum gegenüber könnte man ein kleines Mandala am Fuß der Birke platzieren.

Das wertvolle Tonikum wird für Rheuma- und Gichtkuren, bei Osteoporose oder für andere Frühjahrskuren verwendet und sollte möglichst frisch verzehrt werden.

Die Birke hat uns reich beschenkt!

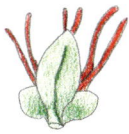

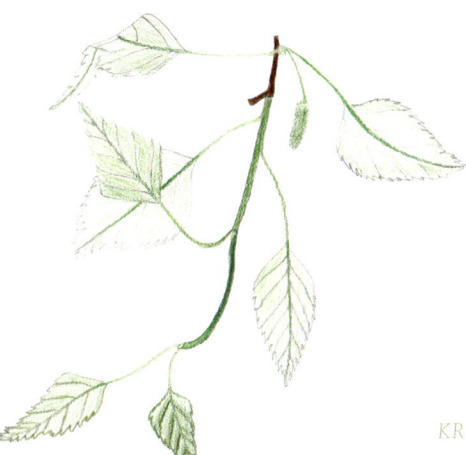

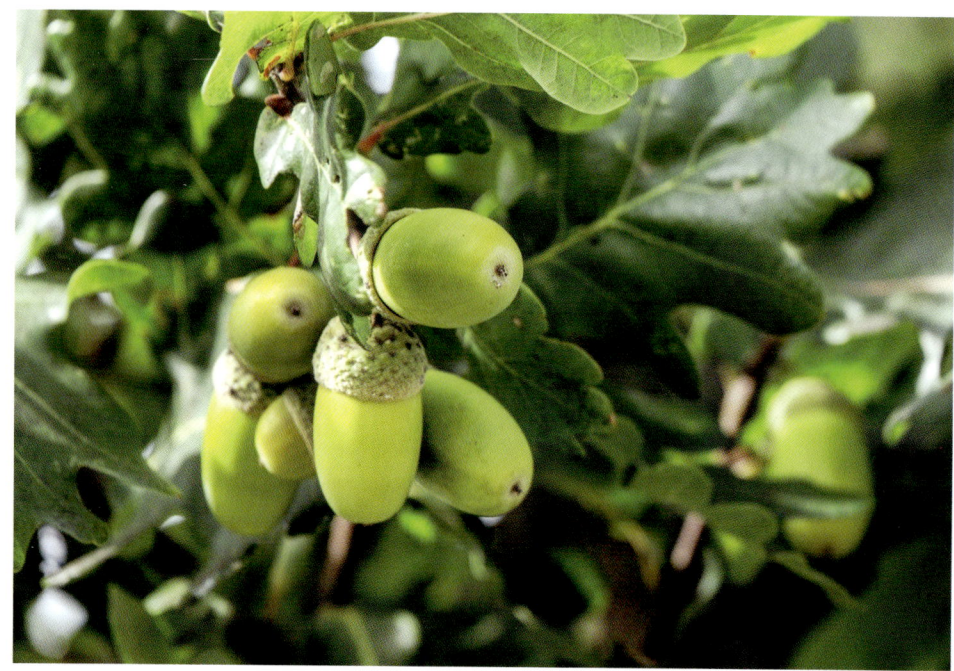

4. Stieleiche

Quercus robur L.,
Familie der Buchengewächse – Fagaceae

Die Eiche – kraftvoll besonnen steht sie da – aus der Familie der Buchengewächse, kann bis zu 40 Meter hoch und weit über 1000 Jahre alt werden. Der Baum der Gerechtigkeit wird die Eiche genannt, die Gerechtigkeit wurde auch unter der Eiche vollzogen!

Die Eiche gilt als blitzanziehend, sei es durch die besonders hohe elektrische Leitfähigkeit oder die Tatsache, dass sich Eichen meist auf Wasseradern ansiedeln und des Öfteren allein als mächtiger Solitärbaum das Landschaftsbild prägen. Der langsam wachsende Baum bildet hartes, widerstandsfähiges Holz. Tiefe Pfahlwurzeln mit einem mächtigen Wurzelsystem versorgen den

Baum mit Wasser und Nährstoffen aus der Erde. Unsere *Kraft der Bäume*-Eiche entstand aus einer vom Steineggbauer vor drei Generationen eingegrabenen Eichel.

> *Die Eiche richtet auf, körperlich und seelisch, sie leitet wie ein gewaltiger Empfänger schöpferische Urkraft und verwurzelt uns tief in Mutter Erde und gleichzeitig tief in uns selbst. Sie hilft uns, unsere Führung, unsere innere Stimme wiederzuerkennen und löst uns von Abhängigkeiten. Sie hilft uns, kraftvoll weiterzuschreiten.*

Inhaltsstoffe: Gerbstoffe, Eichengerbsäure, Bitterstoffe, Gallussäure, Quercetin, Stärke, Zucker, Pektin, fette Öle, Eiweiß, Kalzium und weitere Mineralstoffe

Ihre bekanntesten Eigenschaften sind die zusammenziehenden, blutstillenden, antibakteriellen, stark wund- und narbenheilenden Wirkungen. Weiters gilt sie auch als entzündungshemmend, gewebsfestigend, stärkend, stopfend, leber- und milzheilend, nervenstärkend und schweißhemmend.

GEMMOTHERAPIE: „Die kraftspendende Knospe"

Das Gemmomazerat der Stieleiche *Quercus robur* hat eine cortisonähnliche Wirkung und regt die Nebennieren und die Geschlechtsdrüsen an. Es wirkt allgemein anregend und verjüngend auf die Gewebe, aphrodisierend und erhöht die Fruchtbarkeit. Der Knospenansatz hat eine zusammenziehende und aufbauende Wirkung auf die Schleimhäute von Magen und Darm.

Er eignet sich vor allem für Menschen, die sich selbst manchmal übernehmen, was zu großer Erschöpfung führen und teilweise in Burn-out übergehen kann. Die Eichenknospe stärkt, richtet auf und bringt den Menschen wieder auf die Beine. Ein

Gemmomazerat der Eichenwurzelspitzen führt zu einer ausgezeichnete Narbenheilung bei Dammriss nach Geburten.[2]

In der **Gemmotherapie für Kinderheilkunde** wird das Mazerat vor allem bei Antriebsschwäche, Problemen mit Autoritätspersonen, chronischer Müdigkeit sowie akuten und chronischen Entzündungen empfohlen.

DIE Bachblütenessenz *Nr. 22 Oak/Eiche* (Pflichtgefühl) ist verbunden mit dem Seelenpotenzial der Kraft und der Ausdauer. In der Bachblüten-Therapie hilft die aus der Eiche hergestellte Bachblüte, Kämpfernaturen und Workaholics, ihre Schwächen zuzulassen und sich mehr Erholungsphasen zu gönnen.

Eine Eichenräucherung (Rinde, Holz, Laub) schenkt Mut und Kraft zu klarer Handlung. Sie baut auf und bringt unser System wieder zum Schwingen.

Die große Heilwirkung der Eiche beruht auf ihrem hohen Gerbstoffgehalt. Auf Grund der zusammenziehenden Wirkung dient sie zum Heilen von vielen Krankheiten.

» **Eichenrinden- und Eichenblättertee** gegurgelt sind hilfreich bei Mandel- und Zahnfleischentzündungen, innerlich angewendet wird der Tee bei Darmentzündungen.

» Schon immer wurde die **Rinde** fein gemahlen und zum Schließen offener und feuchter Wunden verwendet. Die Gerbsäure lässt die Wunde austrocknen und die narbenheilende, entzündungshemmende und wundheilende Wirkung organisiert den Rest.

» **Bäder** in Eichenrindentee verschließen schwer heilende, offene Wunden.

Die Eichenrinde ist ein gutes Kinderheilmittel. Kindern, die ständig unter Hautausschlägen und geschwollenen Drüsen leiden und nicht richtig gedeihen wollen, tun gelegentliche Eichenrindenbäder richtig gut.

Jeder Baum hat seine bestimmten Tierarten, mit denen er verbunden ist. Die Tiere der Eichen tragen den Namen in sich: Eichhörnchen, Eichelhäher, Eichengallwespe, Eichenbock. Die Eicheln und die Blätter sind für die Tiere eine wichtige Nahrung.

Verwendung in der Küche: Eicheln enthalten 70 % Stärke und etwa 6 % Eiweiß, weshalb sie lange als Nahrungsmittel geschätzt waren.

Eicheln wurden im Eichelkaffee oder Eichelmehl zum Backen von Brot, Mehlspeisen, für Suppen und Süßspeisen verwendet. Meist wurde Eichelmehl zu gleichen Teilen mit Weizenmehl gemischt. Gerichte aus Eichelmehl haben einen würzigen, nussartigen Geschmack.

Das Holz der Eiche ist hart, widerstandsfähig und dauerhaft, die aufgeschnittenen Eichen müssen vor ihrer Verarbeitung über mehrere Jahre im Freien und danach geschützt gelagert werden.

Gut gelagertes Eichenholz ist schwer zu finden und sehr teuer. Möbel, Parkettböden, Fässer, Schiffsgerippe und Wasserräder werden aus Eichenholz angefertigt.

Eichenholz ist unter Wasser unbegrenzt haltbar, nimmt dabei eine schwarze Farbe an und wird sehr hart. Wein in Barrique-Eichenfässern erhält eine spezielle Geschmacksnote. (*Barrique ist eine alte Maßeinheit 225 l*).

Eicheln entbittern und zum Brotbacken verwenden

» Die frisch gesammelten Eicheln werden mit einem Nussknacker von der Schale und brauner Haut befreit und in einem Topf mit Wasser und etwas Natron ca. 15 Minuten gekocht.

» Anschließend werden die Eicheln in kaltes Wasser eingelegt, damit sich die Gerbstoffe lösen.

» Täglich wird das trübe Wasser 2–3 Mal gewechselt, bis das Wasser keine Trübung mehr aufweist (ca. nach 4–5 Tagen).

» Gut abgeseiht und abgetrocknet und von Hand zerkleinert geht es dann zum Trocknen ins Backrohr bei ca. 50–60 °C für mehrere Stunden. Ich lasse sie noch ein paar Tage bei Raumtemperatur bzw. in Ofennähe stehen, dann sind sie ganz sicher trocken.

» Nun bedarf es eines guten *Zerkleinerers*, meine Wahl fällt meist auf eine elektrische Kaffeemühle. Einen Fleischwolf könnte man auch verwenden, aber bitte keine Getreidemühle!

» Das nun fein vermahlene Eichelmehl kann wunderbar in jedem Brotrezept anstelle von ca. 10–20 % des Mehlanteils verwendet werden.

Ihr werdet über den guten Geschmack staunen!

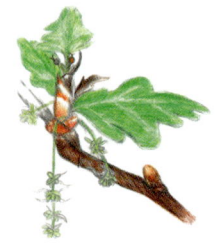

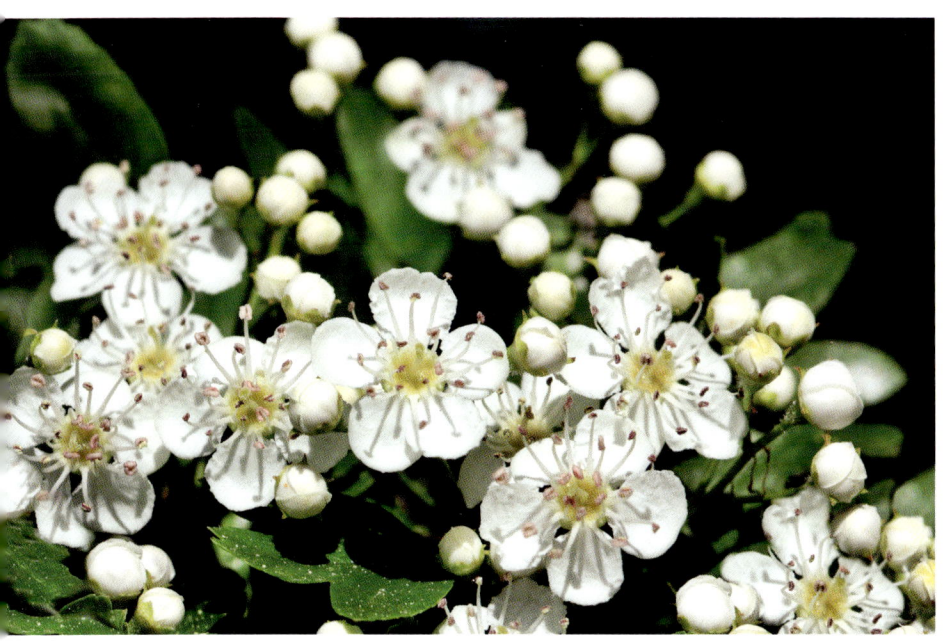

5. Eingriffeliger Weißdorn

Crataegus monogyna Jacq.,
Familie der Rosengenwächse – Rosaceae

Der Weißdorn kann bis zu 18 Meter hoch werden und ein stattliches Alter von bis zu 600 Jahren erreichen. Er gehört bereits zu den bedrohten Sträuchern, da er unbarmherzig abgeholzt wird. Durch die Kultivierung können wir Abhilfe schaffen. Die ersten Überlieferungen stammen aus dem 17. Jahrhundert, in diesen beschrieb man seine Wirkung als *Bewegung des Blutes*. Der Weißdorn ist eines der wichtigsten Herzmittel und man hat große Erfolge bei verschiedensten Herzleiden erzielt.

Ein Weißdornzweig über die Haustüre gehängt dient traditionell zur Abwehr von bösen Geistern und Zauber sowie Blitzen. Blühende Weißdornzweige hingegen sollen Feen anlocken und Glück ins Haus bringen. Wo der Weißdorn blüht, kann man beruhigt schlafen.

> *Der Weißdorn besitzt zwei Grundenergien. Zum einen bietet er viel Widerstandskraft und kann sogar einen Zaun ersetzen. Zum anderen hat er eine sehr freundliche und anziehend wirkende, Lebensfreude vermittelnde und positiv stimmende Urkraft.*

Inhaltsstoffe: Flavonoide, Glykoside, Carotin, fette Öle, Lipase, ätherisches Öl, Saponine, Vitamin B1, B2, B3, Bitterstoffe, Gerbstoffe, Crataegussäure, Kaffeesäure, Weinsäure, Zitronensäure, Fruchtzucker, Mineralstoffe (Kalzium, Magnesium, Natrium, Silizium, Mangan, Kupfer, Zink, Zinn).

Der allseits als herzschützend und herzstärkend bekannte Weißdorn wirkt blutdruckregulierend, entfettend, kreislaufstärkend, gefäßerweiternd und ödemausleitend. Er hat auch eine krampflösende und beruhigende Wirkung auf Nerven und Angstgefühle und gilt als schlaffördernd.

GEMMOTHERAPIE: „Die herzschützende Knospe"
Das Weißdorn-Gemmomazerat *Crataegus monogyna* wirkt auf alle Teile des Herz-Kreislauf-Systems ausgleichend, ebenso auch auf das Nervensystem und die Psyche. Es stärkt den Herzmuskel, reguliert den Herzrhythmus, fördert die Durchblutung des Herzens, reguliert den Blutdruck und schützt die Gefäßinnenwände. Weiters hat der Knospenansatz eine angstlösende und nervenberuhigende Wirkung auf unseren Organismus.

Laut Chrischta Ganz[3] ist es eines der wichtigsten Mazerate in der **Kinderheilkunde** und wird bei Ängsten, Schlafstörungen und Albträumen eingesetzt. Es hilft bei allen Problemen mit dem Herzen, angeborenen Herzfehlern und ist ein Begleitmittel bei nervösem Asthma ohne allergischen Hintergrund.

Die Weißdornblütenessenz lindert Liebes- und Trennungsschmerz und löst emotionalen Stress, der mit Beziehungsproblemen einhergeht. Sie gibt bei Chaos und Überforderung frische und neue Gedanken, entspannt und hilft, sanfter mit sich selbst umzugehen. Weißdorn lockert im Herzbereich und ermöglicht eine tiefe Atmung.

Eine Räucherung aus Beeren, Blättern, Blüten oder Rinde befreit von überalterten Herzensverträgen und entlässt dich in eine freie Freude. Sie verbindet dich mit dem Elfen- oder Feenreich. Wir lernen wieder, mit den Augen des Herzens zu sehen, und gewinnen, wie von einer höheren Warte, den licht- und liebevollen, neutralen Überblick über unser Leben.

> *„Der Weißdorn, das weiß jedes Kind,*
> *stärkt Herz und Nerven ganz geschwind."*

Weißdorn wirkt krampflösend und gefäßerweiternd in jeder Anwendung und ist besonders bei älteren Menschen mit altersbedingten Herzbeschwerden wirksam.

» **Tee (ein Kaltansatz)** aus Weißdornbeeren ergibt ein hervorragend stärkendes Getränk für ältere Menschen. Er wirkt beruhigend bei leichter Erregbarkeit der Nerven und des Herzens.

» **Tee (ein Heißaufguss)** aus Blüten und Blättern hilft bei Bluthochdruck, Stuhlträgheit, Fettsucht, Schlaflosigkeit und in den Wechseljahren. Er wirkt nervenstärkend und gemütsaufhellend, beruhigt bei Epilepsie nach den Anfällen.

In der Küche können die etwas herb mehlig schmeckenden Früchte roh gegessen oder zusammen mit Äpfeln, Quitten oder Birnen zu Marmelade verarbeitet werden.

Das Weißdornholz ist schwer und hart, es wird für Spazierstöcke, Werkzeugstiele und für Drechslerarbeiten verwendet.

Weißdornlikör

- 1 Handvoll Weißdornbeeren und einige getrocknete Blüten
- 1 l Weinbrand
- 1 Handvoll Melissenkraut
  (meine Bevorzugung liegt auf Goldmelissenkraut
  auch die roten Blütenblätter)
- ¼ kg brauner Kandiszucker

» Weißdornbeeren und -blüten in Weinbrand ansetzen.

» Melisse dazugeben.

» 8 Tage abgedeckt ziehen lassen.

» Abseihen und in ein Einmachglas füllen.

» Kandiszucker hinzufügen und so lange stehen lassen, bis sich der Zucker aufgelöst hat.

» Schütteln und in dunkle Flaschen füllen.

» Nach einigen Wochen Lagerzeit kann der Likör als Stärkung getrunken werden.

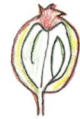

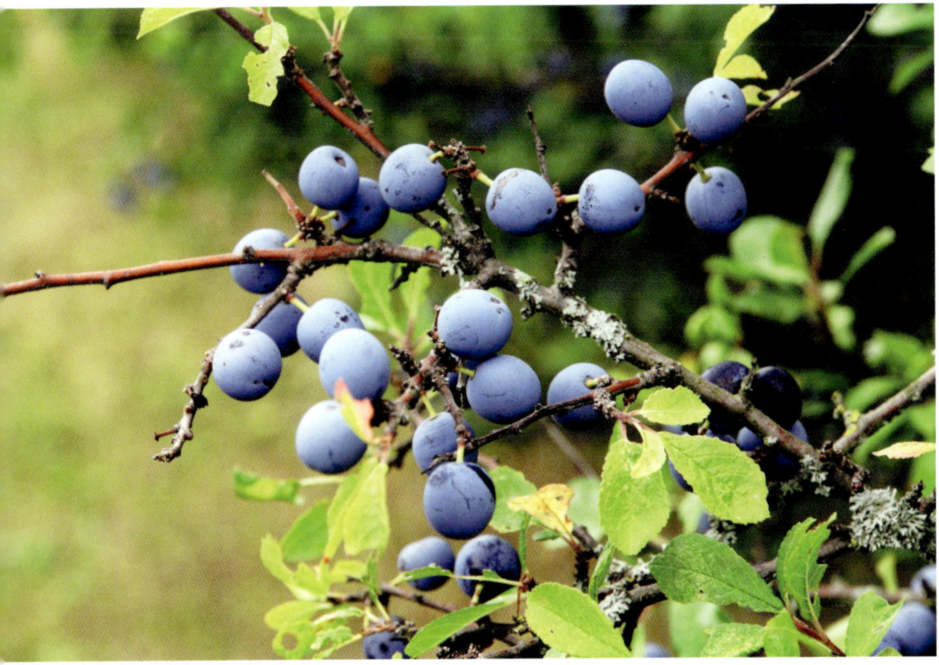

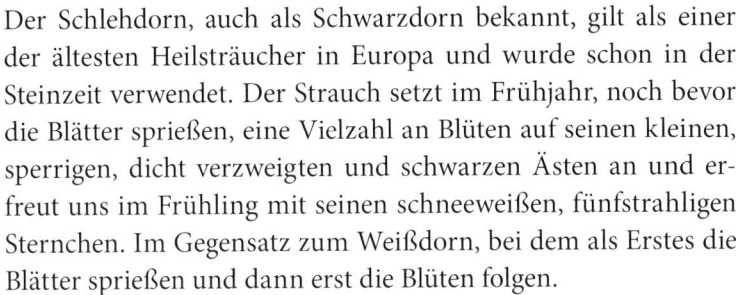

6. Schlehdorn

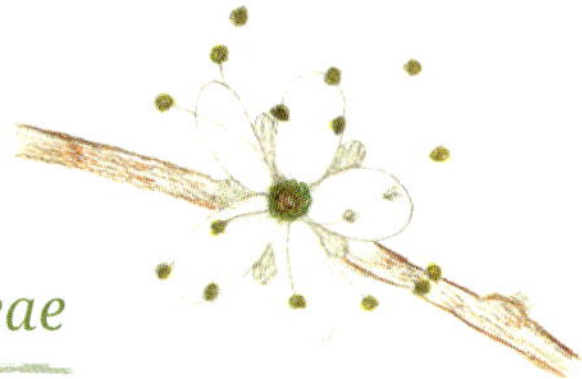

Prunus spinosa L.,
Familie der Rosengewächse – Rosaceae

Der Schlehdorn, auch als Schwarzdorn bekannt, gilt als einer der ältesten Heilsträucher in Europa und wurde schon in der Steinzeit verwendet. Der Strauch setzt im Frühjahr, noch bevor die Blätter sprießen, eine Vielzahl an Blüten auf seinen kleinen, sperrigen, dicht verzweigten und schwarzen Ästen an und erfreut uns im Frühling mit seinen schneeweißen, fünfstrahligen Sternchen. Im Gegensatz zum Weißdorn, bei dem als Erstes die Blätter sprießen und dann erst die Blüten folgen.

Seine Blüten und Stacheln verkörpern *Schönheit und Bewaffnung, Leben und Tod, Licht und Schatten.*

Diese Ansicht wurde in Zeiten der Christianisierung auf den Kopf gestellt. Er gehörte von nun an zur dunklen Seite und sein Ruf als feindseliger, bösartiger Hexenbaum festigte sich.

> *Der Schlehdorn ist als eine Art Schutzbaum und Mutmacher für Einzelgänger sowie für ängstliche, schüchterne und in sich gekehrte Menschen hilfreich, die sich schlecht wehren können. Er reinigt Körper und Seele, er konfrontiert uns mit unserer „dunklen" Seite. Indem wir unsere Schatten annehmen, können wir aufhören, andere als „falsch" zu verurteilen. Der Baum unterstützt Durchsetzung und Befreiung, Selbstschutz und Erdung, Abgrenzung und innere Stärke.*

Inhaltsstoffe: Glycoside (Flavone, Cumarinverbindungen, Blausäureglycosid), organische Säuren, Gerbstoff, Zucker, Pektin, Flavonoide, Harz, Vitamin C

Der Schlehdorn regt den Stoffwechsel an und wirkt allgemein stärkend auf unser Immunsystem. Weitere Eigenschaften der Schlehe sind: blutreinigend und zusammenziehend, sie wirkt auch schleimlösend, wassertreibend und leicht abführend.

Als Heilmittel war der Schlehdorn allen alten Heilkundigen wegen seiner abführenden sowie zusammenziehenden Eigenschaften bekannt.
» Die heilige **Hildegard von Bingen** sagt, dass er bei Gichtkrankheiten besser sei als alles Gold.
» Der **Schlehdorn** hilft bei Verstopfung, Hautproblemen (Ekzemen, Ausschlägen, Allergien), Erkältungen und Katarrhen. Er wurde auch schon bei Neurosen, Herzschwäche, Nierenstein, Blasen und Prostataerkrankungen eingesetzt.

Anwendungen innerlich:

» **Tee aus Früchten und Blüten** hilft bei Verstopfung, Hautkrankheiten (Flechten, Ekzemen, Allergien), Schleimhauterkrankungen, Erkältungskrankheiten, allgemeiner Schwäche und Magenkrämpfen.

» **Tee aus Schlehenblüten** kann man gegen Flüssigkeitsansammlungen im Körper sowie bei Blasenkrämpfen und bei Nervenschmerzen verwenden. Der Tee wird auch bei Erkrankungen der Atemwege zur Schleimlösung eingesetzt.

Kosmetische Anwendung:

» **Tee aus Blüten** dient zur Waschung bei Hautunreinheiten.

Die Schlehenfrüchte sind kleine, herb-saure, schwarze Beeren, die erst nach dem Frost süß werden, sie schmecken, wie schon der lateinische Name preisgibt, nach Zwetschke.

Die Schlehe wird gerne zu Schlehenlikör oder dem seltenen und sehr schmackhaften Schlehendestillat sowie zu Marmelade und Fruchtsirup verarbeitet.

Einen rotbraunen Farbton erhält man beim Färben von Wolle und Seide, wenn man die Blätter und die Rinde des Schlehdorns verwendet.

Das feinfaserige, harte Holz eignet sich gut für Drechselarbeiten. Heute fertigt man Spazierstöcke aus dem Schlehendornholz, sie sind sehr schön und fein und dienen zugleich auch als Waffe und Schutzmittel vor unsichtbaren dunklen Wesen.

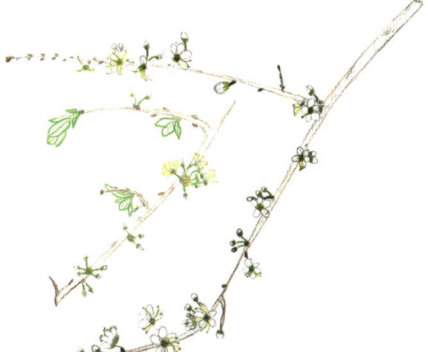

Schlehenlikör

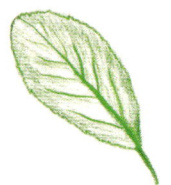

- 2 kg Schlehen
- 1,8 l Zwetschkenschnaps
- 200–250 g Kandiszucker
- 0,7 l Rotwein

» Reife Schlehen nochmals einfrieren.

» Die gefrorenen Schlehen in ein Glas geben, mit Zwetschkenschnaps abdecken und für 6 Wochen auf der Fensterbank stehen
lassen. Hin und wieder das verschlossene Glas schwenken.

» Nach 6 Wochen abseihen, dabei die Früchte gut ausdrücken.

» Den Kandiszucker mit Rotwein aufkochen und zu dem
angesetzten Schlehenlikör mischen.

» Abfüllen, 2–3 Monate reifen lassen und dann genießen!

Tipp: Die abgeseihten Schlehen in ein
aufgekochtes Kandiszuckerweingemisch einlegen
und die beschwipsten Schlehen zu Likör, Eiscreme
oder anderen Desserts servieren!

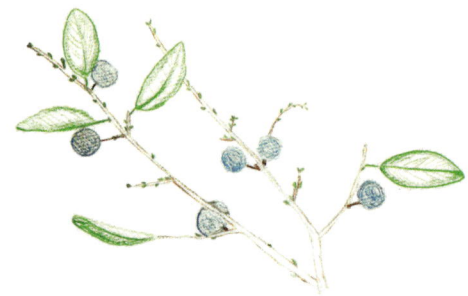

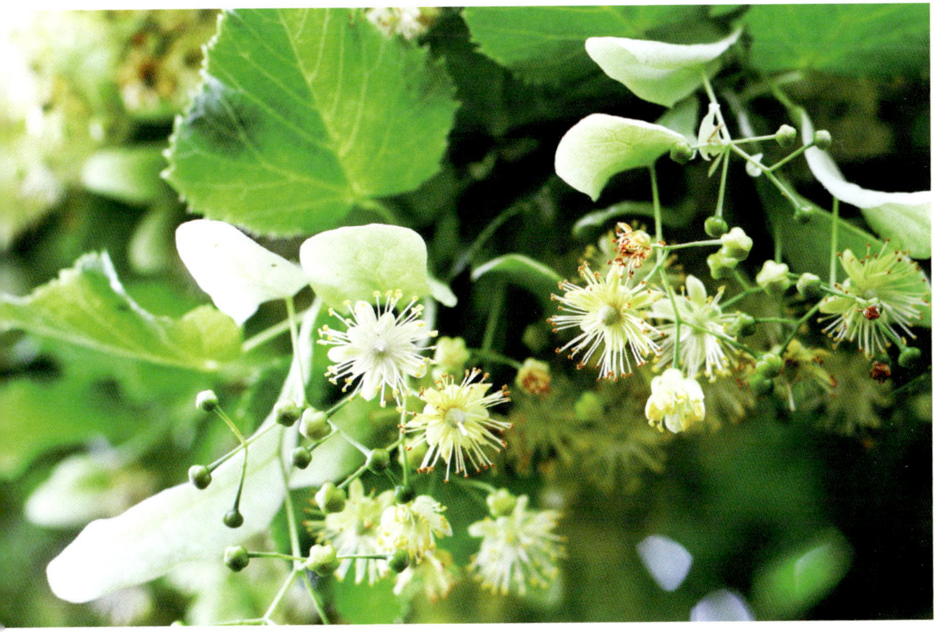

7. Linde

Tilia spec.,
Familie der Lindengewächse – Tilioideae

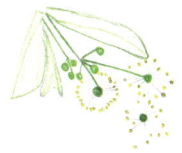

Die Linde *Tilia* war immer schon der Dorfmittelpunkt, ein Gemeinschaftsbaum, unter dem Traditionen bewahrt wurden, wie z. B. *Tanz unter der Linde* oder das *Lindenfest*. Ein wichtiger Versammlungspunkt, um sich zu treffen, miteinander zu reden oder sich auszuruhen. Der Lindenbaum erreicht unter guten Voraussetzungen eine Höhe von bis zu 40 Meter und ein Alter von bis zu 1000 Jahre und gehört zur Großfamilie der Malven.

Bei den Germanen und Slawen galt die Linde als heiliger Baum, als Sitz der guten Geister. Die Kelten grenzten heilige Plätze und Kultstätten mit Winterlinden ein. Die Linde ist *ein Herzbaum*, die Baumsilhouette und das Blatt stellen ein Herz zur Schau.

„ Wo die Linde steht, ist ein Platz für Kommunikation, unter ihr soll man sogar in die Zukunft sehen können. Sie vermittelt Familiensinn und Zusammenhalt und behütet, die Linde ruft zusammen, was zusammengehört, schenkt Ruhe, Herzlichkeit, Wahrhaftigkeit und Frieden.

Inhaltsstoffe: Schleimstoffe (Saponine), Gerbstoffe, Flavonoide (Quercitrin, Hesperidin), ätherische Öle, Wachse, Weinsäure, Apfelsäure, Vitamin C und P

Bekannt ist die Linde vor allem für ihre hustenlindernden, fiebersenkenden und schweißtreibenden Heilkräfte. Weiters hat sie entzündungswidrige und schmerzstillende Eigenschaften und wirkt beruhigend, schlaffördernd, krampflösend und tonisierend auf den Organismus.

GEMMOTHERAPIE:
„Die Knospe mit Sinn für die Gemeinschaft"

Das Gemmomazerat der Sommerlinde *Tilia platyphyllos* stärkt den Stoffwechsel, das Nervensystem und unser Immunsystem. Es wirkt entgiftend, fiebersenkend, beruhigend, angst- und krampflösend. Der Knospenansatz fungiert als Stimmungsaufheller und erhöht die Stresstoleranz. Er hat auch eine ausgesprochen harmonisierende Wirkung auf die Seele und schenkt Gelassenheit im Umgang mit anderen.

Chrischta Ganz erwähnt vor allem die ausgezeichnete Wirkung bei allen Kinderbeschwerden, der Ansatz wirkt beruhigend, spannungs- und angstlösend. Er ist ein sehr gutes Mittel für Schreikinder, weiters lindert er Heimweh, Albträume, Krämpfe und Wachstumsschmerzen.[4]

Die Linde wirkt:

» Die **Lindenblütenessenz** öffnet die Augen des Herzens, sie vermittelt Schutz und Gemeinschaftssinn, stimmt uns milde und spendet Trost.

» Eine **Räucherung** der Lindenblüten und -früchte wirkt einhüllend, besänftigend und schützend. Der Rauch soll bei allen Festlichkeiten der Lebensfreude durch die Räume ziehen, er öffnet unsere Seele für die Schönheit des Lebens.

» Eine **Räucherung** mit Lindenbast neutralisiert und harmonisiert einen Raum, in dem vor Tagen ein Mensch verstorben oder aufgebahrt war. Es fällt einem dann auch nicht so schwer, den Raum wieder zu betreten.

Die Linde blüht als letzte Baumart zur Sommersonnenwende, zur Zeit der höchsten Sonneneinstrahlung, somit steht uns die Sonnenkraft im Winter als Lindenblütentee zur Verfügung.

» **Lindenblütentee** hilft bei Schlaflosigkeit, durch die Schleimstoffe bei Husten und beruhigt.

Der Kaltauszug (mind. 6–8 Std.) der Lindenblüten färbt sich rötlich, wirkt belebend und erfrischend, gelöste Schlackenstoffe werden besser ausgeschieden.

Das Lindenholz war immer schon ein beliebtes Holz der Bildhauer und Schnitzkünstler wegen seiner gleichmäßigen und weichen Beschaffenheit. Der feste Bast wird auch zum Körbeflechten verwendet. Berühmte Kohlezeichnungen aus der Hand großer Maler entstanden aus der Zeichenkohle aus Lindenholz.

Durch den reichen Eiweiß- und Fettstoffanteil wird das Lindenholz auch vom Holzwurm sehr geschätzt!

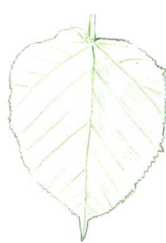 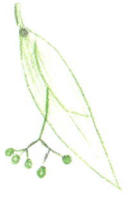

Lindenasche

» 1–2 Messerspitzen eingenommen vertreiben Sodbrennen, Blähungen, virale Infekte und wirken gift- und säurebindend. Zeigen Tiere Vergiftungserscheinungen, so mischt man ihnen etwas Lindenholzasche unters Futter.

In der Küche

» Junge Lindenblätter schmecken hervorragend im Wildkräutersalat.

» Lindenblätter, getrocknet, zu grünem Mehl vermahlen und ca. $\frac{1}{10}$ anstelle von Mehl verwendet, machen ein grünes gesundes und sehr wohlschmeckendes Brot.

» Die jungen, noch grünen, weichen Flügelnüsschen schmecken knackig und süß und erfreuen als Salat- oder Suppentopping so manchen Gaumen. Knospen der Linde, behutsam gepflückt, wirken nicht nur verjüngend, sondern geben die Schwingung des Baumes wieder und sind sehr wohlschmeckend.

Pigmentflecken

» Leonhard Fuchs (*Mediziner und Botaniker des 16. Jahrhunderts*) empfahl den frischen Blüten- und Blättersaft der Linde aufzutragen, dieser vertreibe Runzeln und Flecken des Angesichts.

» Matthiolus (*Arzt und Botaniker des 16. Jahrhunderts*) berichtete ebenfalls von der schönheitsfördernden Wirkung.

Tipp: Ein Pflanzenwasser (Hydrolat) aus Lindenblüten, in eine Hautcreme eingearbeitet, bringt ähnliche Wirkung.

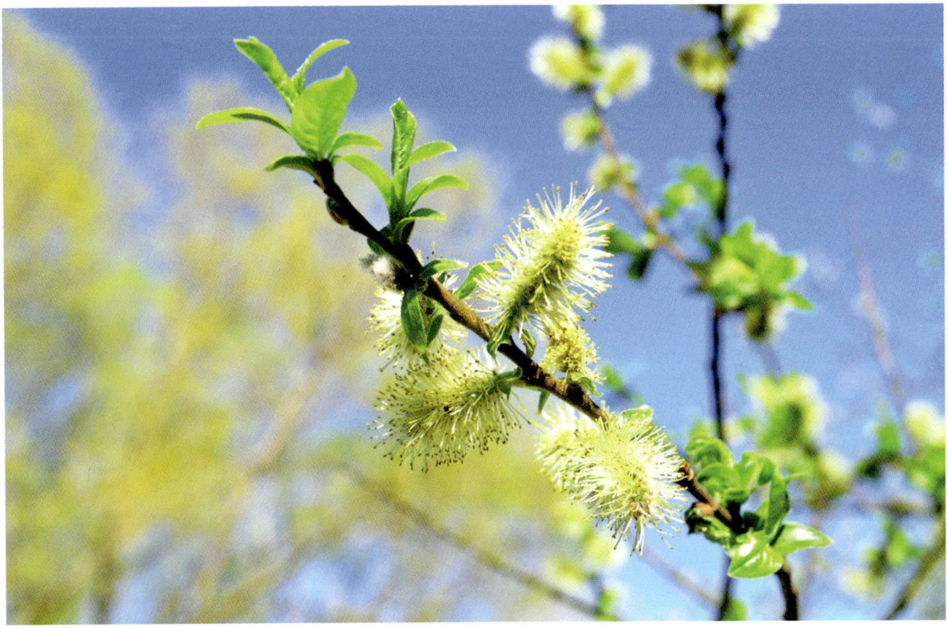

8. Weide

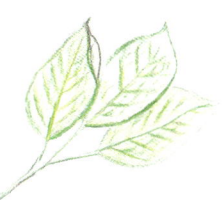

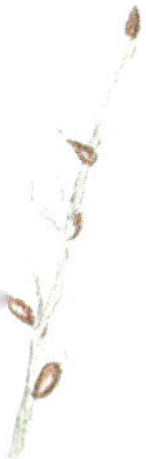

Salweide – Salix caprea
Silberweide – Salix alba
Familie der Weidengewächse – Salicaceae

Zur Zeit der Wiedergeburt der Natur entfalten sich die Weidenkätzchen, schmücken die *Palmbuschen* und liefern im blühenden Zustand Bienen wichtige Pollen, um das Immenvolk gut in den Frühling starten zu lassen. Die Familie der Weidengewächse ist sehr groß, sie umfasst an die 450 Arten. Sie werden je nach Art bis zu 30 Meter hoch und bis zu 80 Jahre alt.

Die Weide liebt die Nähe von Wasser, hochbiegsam erlöst sie auch uns von Starre, sie lehrt uns das Biegen, ohne sich verbiegen zu lassen. Sie regt unsere intuitiven Kräfte an und beflügelt die visionären Fähigkeiten und unsere Träume. Sie hilft uns, verborgene Gefühle auszudrücken und Traurigkeit durch Tränen zu mildern.

Inhaltsstoffe: Glycoside (z.B. Salicin, Fragilin, Populin), Gerbstoffe, Flavonoide, Harze, Oxalate

Die Weide kennt man als schmerzstillend, fiebersenkend und gichtwidrig. Sie hat antiseptische, bakterientötende, desinfizierende und harntreibende Kräfte und wirkt blutstillend, zusammenziehend und stopfend sowie beruhigend auf unseren Körper.

GEMMOTHERAPIE: „Die flexible Knospe"
Das Blattknospenmazerat der Silberweide *Salix alba* zeigt eine nervenstärkende, beruhigende und abkühlende Wirkung und eignet sich bei psychosomatischen Beschwerden. Weiters wirkt es schmerzlindernd und entzündungshemmend und regt die Blutbildung an. Es reguliert speziell das weibliche Hormonsystem und zeigt eine krampflösende Wirkung auf die Galle.

In der **Gemmotherapie für Kinderheilkunde** nimmt man nur die Blattknospen. Sie wirken lösend auf Unruhezustände, Phobien, Befürchtungen, wiederkehrende Kopfschmerzen, Spannungskopfschmerz und angsthemmend.

Die Bachblütenessenz *Nr. 38 Willow* (Groll, Verbitterung) ist die *Blüte des Schicksals*. Sie lehrt uns, unser eigenes Schicksal anzunehmen, ohne zu klagen und zu jammern. Sie regt gleichzeitig an, unser Schicksal zu meistern.

Als Heilmittel werden Weiden immer schon eingesetzt.
» **Weidenblüten** sind ein sehr wirksames Beruhigungsmittel – die Knospen einfach essen.
» **Weidenkätzchenöl**, auf den Schläfen aufgetragen, vertreibt Kopfschmerzen.

» **Weidenkätzchen-Tee** wirkt bei Schlaflosigkeit, Nervenstörungen und Menstruationsbeschwerden.
» Die **Weidenrinde** enthält *Salicin* (vereinfacht gesagt, das natürliche Aspirin).
» Die **Wurzelrinde** der Trauerweide *Salix babylonica* wird bei Leukämie angewendet. Sie unterstützt die Regeneration des Knochenmarks nach einer Chemotherapie.

Das Holz der Weide ist weich, für Schädlinge anfällig und für die Holzindustrie nicht interessant. Es werden daraus Zündhölzer, gelegentlich leichte Boote hergestellt und das Holz auch der Zelluloseherstellung zugeführt. Die Weidenruten sind sehr biegsam und optimal zum Flechten von Körben und Befestigen von Wänden. In der Korbflechterei werden sie auch noch heute sehr gerne genutzt.

Weidenöl bei Entzündungen, Gicht und Rheuma

- 20 cl Stamperl, gefüllt mit Weidenknospen
- 1 junger (1-jähriger) Weidentrieb (ca. 30 cm)
- 100 ml Olivenöl

» Die Rinde samt allen Pflanzenteilen vom Weidentrieb abziehen und in kleine Stücke zerschneiden. In ein Schraubglas füllen und mit dem Öl abdecken.

» Für ca. 2 Wochen an einem warmen Ort stehen lassen, hin und wieder schwenken. Dann abseihen und das Öl verwenden.

Tipp: Es kann zur Weiterverarbeitung als Ölgrundlage für eine Weidensalbe dienen.

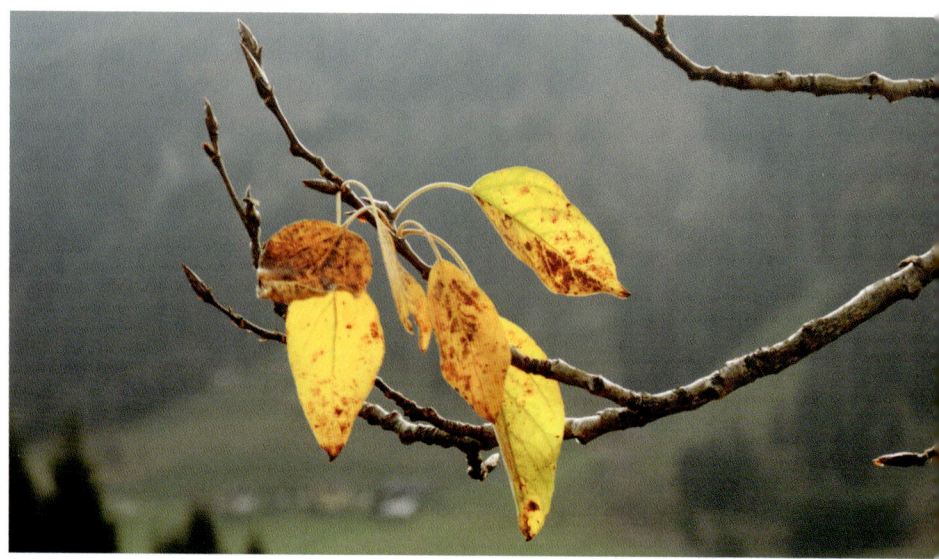

9. Balsampappel

Populus balsamifera
Familie der Weidengewächse – Salicaceae

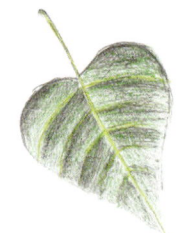

Der *Balsambaum* erreicht eine Höhe von 20–25 Metern und ein Alter von 100–200 Jahren. Es gibt die Westliche Balsampappel (*Populus trichoparpa*) und die Amerikanische Balsampappel (*Populus balsamifera*). In der medizinischen Fachliteratur wird für diese Arten die allgemeine Bezeichnung *Balsampappel* angeführt und häufig bei der Namensgebung nicht unterschieden.

Am ehesten trifft man in unser Region die Balsampappel bei alten Bauernhäusern im Lungau an, auch in Kärnten ist sie verbreitet. Wie sie einst von Nordamerika oder auch von China in den Lungau kam, kann man nicht mehr genau zurückverfolgen, aber man vermutet, dass es schon im Mittelalter die ersten *Balsambäume* im Lungau gegeben hat. Die Tatsache, dass sich Pappelstecklinge leicht vermehren lassen, wird mit höchster Wahrscheinlichkeit der Grund dafür sein, dass sich der heilkräftige Balsambaum in manchen Gegenden etabliert hat. Die Heilkundigen wussten um die Wirkung des Baumes und man pflanzte ihn in die Nähe der Häuser. Im Wald trifft man den Balsampappelbaum nicht an.

Begegnungen mit der Balsampappel bringen eine emotionale Balance in unser Sein, sie hilft uns, alte seelische Wunden zu heilen. Als Trauerbegleitung sind Aufenthalte beim Balsambaum hilfreich.

Inhaltsstoffe: Phenylglykoside (Populin, Salicin, Salicortin, Tremulacin), Flavonoide, Gerbstoffe (Tannin), ätherische Öle, Harz, Triterpene, Zimtsäure, Benzoesäure, Zucker

Die Balsampappel ist sehr heilkräftig und wirkt schmerzstillend, entzündungshemmend wundheilend und narbenheilungsfördernd, antioxidativ, keimtötend und krampflösend.

GEMMOTHERAPIE: „Die Knospe des Loslassens"

Das Mazerat der Knospen wird als schmerzlinderndes und entzündungshemmendes Mittel eingesetzt. Es stärkt das Immunsystem und regt die Wundheilung an, speziell bei Verbrennungswunden. Der Einsatzbereich ist ähnlich wie bei der Schwarzpappel *Populus Nigra*.

Kein anderer Pappelbaum trägt so viel Harz/Propolis auf den Knospen. Besucht man einen Balsampappelbaum im Herbst oder im Frühling, wird man vom intensiven süßlich-ätherischen Duft betört, der Geschmack ist herb bitter. Im Frühjahr tropft das Harz ab oder fällt mit den Knospenschuppen auf den Boden. Einige Leute legten alte Leintücher unter die Bäume, um das Harz auf diese Weise zu sammeln. Balsampappelknospen-Öl verfärbt sich relativ schnell braun.

Die Balsampappel wirkt:

Mazerat, Öl und Salbe (je nach Verfügbarkeit) können bei Fieberblasen zur schnelleren Heilung, nach Operationen und zur besseren Hautregeneration nach Brandverletzungen verwendet werden.

Balsampappel-Öl hat eine tiefgehende, pflegende Wirkung, es beruhigt Entzündungen. Der Pappelbalsam ist unsere Allheilsalbe und aus unserem Haus nicht mehr wegzudenken.

Innerlich angewendet bewirken die Knospen eine starke Senkung der Blutharnsäure und eine bessere Ausscheidung der Harnsäure im Harn.

» Der **Tee aus den Knospen** duftet balsamisch und wird mit etwas Honig gesüßt. Er wird zur Heilung von Blasenleiden, Prostataerkrankungen, Gicht oder Rheuma bereitet.

» Das **Harz** reizt leicht die Mund- und Rachenschleimhaut und muss mit Vorsicht und Bedacht dosiert werden. Aus diesem Grund ist auch eine Verabreichung in Pillenform von Vorteil.

Äußerlich wird die Balsampappel als Wundheilmittel und bei Hämorrhoiden angewendet.

» Man stellt aus den **Knospen** heilkräftige Salben her, z. B. hilft Knospenextrakt gemeinsam mit Lärchenpech als Zugsalbe, um Eiter auszuziehen und Frostbeulen zu lindern.

» Zur **Wundreinigung** bei Mensch und Tier kann das **Harz** angewendet werden, indem man die klebrige Masse auf Leinentücher aufträgt und bei Geschwüren als Pflaster oder Verband umbindet. Damit kann man Wunden und Brüche heilen.

» Möglicherweise könnte das Balsam-Öl auch als **Konservierungsöl** zum Austreiben von Holzwürmern verwendet worden sein. Wenn man zum Beispiel in Kirchen alte Holzschnitzereien besichtigt, so strömt einem manchmal ein solcher Harzgeruch entgegen.

Eine kulinarische und gesundheitliche Delikatesse:

Pappelmilch

» Dazu werden einige Knospen in Milch bis zu 45 °C erwärmt.

» 15 Minuten ziehen lassen, abseihen und nach Wunsch süßen.

Balsampappelknospen-Öl

- 3–5 Balsampappelknospen
- 50 ml Jojobaöl
- Olivenöl oder Mandelöl
- viel Liebe und ein bisschen Geduld

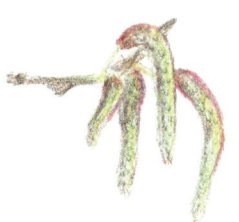

» Die Knospen mit einem Keramikmesser klein schneiden und in das Öl einlegen.

» Nun 4–6 Wochen im Dunklen ausziehen lassen, danach abseihen.

Das Pappel-Öl ist zur Wundheilung, zur Narbenheilung und bei Fieberblasen sehr hilfreich.

Tipp: Eine Weiterverarbeitung zu einer heilkräftigen Salbe ist möglich, dann würde ich allerdings Olivenöl verwenden.

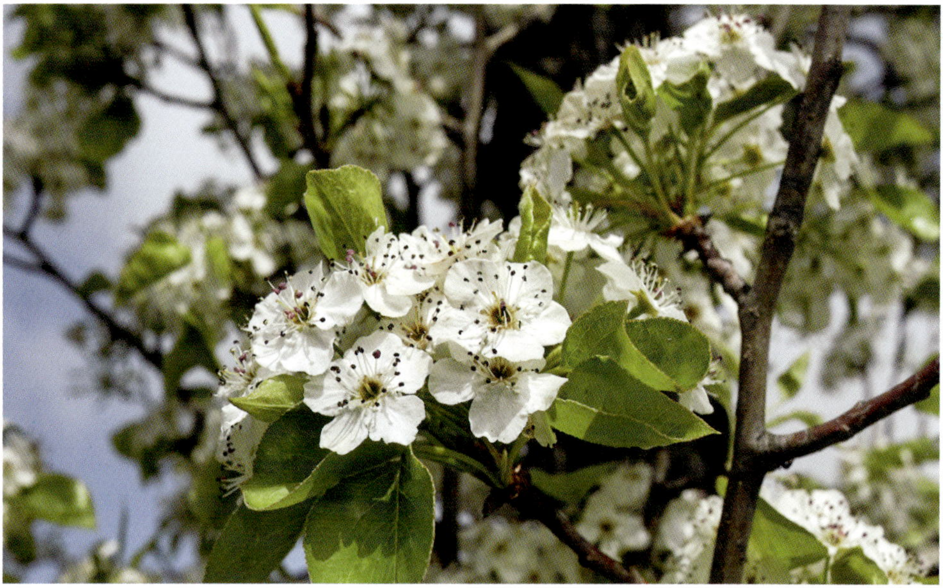

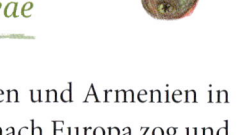

10. Birnenbaum

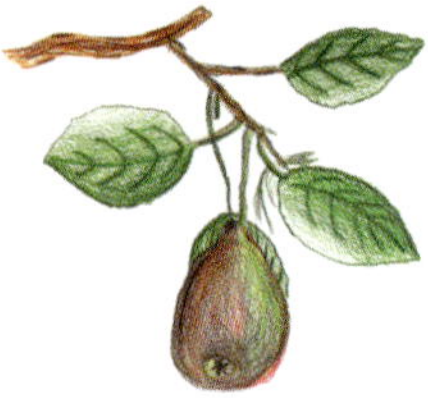

Pyrus communis L.,
Familie der Rosengewächse –Roseaceae

Die ersten Spuren der Birne gab es in Persien und Armenien in der Jungsteinzeit , von wo sie ab der Antike nach Europa zog und vermutlich bei den Griechen veredelt wurde.

Seit dem Mittelalter wird die Birne als Heilpflanze verwendet. Birnenzweige waren im Volksglauben ein Hilfsmittel, um Hexen zu vertreiben. Der alte Brauch, einen Baum nach der Geburt eines Kindes zu pflanzen, wird in vielen Ländern gepflegt. In der Schweiz im Kanton Aargau pflanzte man einen Apfelbaum für einen Knaben und ein Birnenbäumchen für ein Mädchen. Häufig wurde bei der Pflanzung des Geburtsbaumes die Plazenta mit ins Pflanzloch gegeben.

Der Birnenbaum erweckt beim Besucher das Gefühl von Zentrierung und Sammlung. Er besitzt kühlende Eigenschaften und bietet feinfühligen Menschen besonderen Schutz.

Inhaltsstoffe: Vitamin A, B und C, Eisen, Kalzium, Kalium, Jod, Magnesium, Zink, Phosphat

Der Baum samt Früchten hat schmerzlindernde, zusammenziehende, keimtötende und wundheilende Eigenschaften und gilt auch als leicht abführend und harntreibend.

Der Birnbaum wirkt auf schwache Menschen stärkend, besonders auch bei Menschen, bei denen die Beckenregion dauernden Entzündungsprozessen ausgeliefert ist. Die Birne ist in ihrer rohen Form und als Saft harntreibend und gut für Nerven und Blut. Wegen des hohen Eisengehalts der Frucht ist es anzuraten, sich bei Blutarmut an den Birnensaft zu halten.

Die Birne gilt als Heilmittel bei Blähungen, Verdauungsschwierigkeiten, Migräne und Rippenfellentzündung. Reife Birnen regen die Verdauungsorgane an und können als erstes Hausmittel bei Verstopfung genutzt werden. Sie werden auch von Menschen mit empfindlichem Magen vertragen.

Bei sehr empfindlichem Verdauungsapparat sollte man Birnen allerdings gekocht, als Kompott, essen. Birnen enthalten reichlich Fruchtzucker, der auch für Diabetiker gut verträglich ist. Die im Verhältnis zu anderen Früchten eher vitaminarme Birne beinhaltet ziemlich viele organische Säuren, Mineralsalze und Pektin.

Innerlich angewendet:

» **Tee aus den jungen Birnenblättern** fördert die Harnabsonderung und desinfiziert den Urin.

Äußerlich angewendet:

» Ein **Absud aus der Baumrinde** ist ein mildes Schmerzmittel bei Prellungen und Verstauchungen.

Die Birne ist ein wunderbares und schmackhaftes Obst. Es ist optimal, Heilkräftiges und Schmackhaftes in einem zu genießen und *sich gesund zu essen*. Das sollte für alle Zubereitungen der Heilpflanzen gelten!

Gedörrte Birnen *Kletzen* sind einer der wichtigsten Bestandteile im Kletzenbrot, ein Brot aus Dörrobst, das früher speziell zu Weihnachten und in der kalten Jahreszeit für Energie und Vitamine gesorgt hat.

Birnbaumholz findet Verwendung im Innenausbau und für Möbel in Form dekorativer Furniere. Im Musikinstrumentenbau ist es neben Ahorn das am meisten verwendete Holz für Blockflöten. Es dient als Schnitzholz, für Zeichengeräte und als Drechslerholz.

Kulinarik: In Kärnten werden die gedörrten Birnen vermahlen, aus dem Kletzenmehl entstehen fantastische Speisen wie zum Beispiel die Mohnbutter, die speziell zu Ostern mit dem Osterstriezel zusammen gegessen wird.

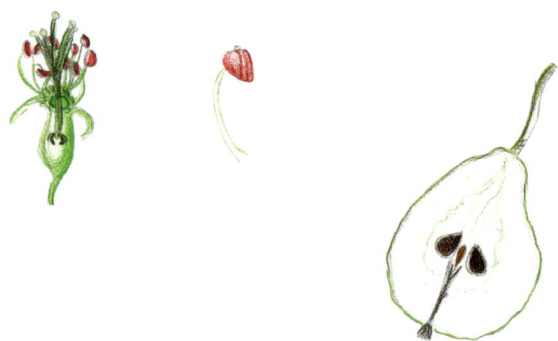

Kärntner Mohnbutter

Fülle:

- 140 g Mohn gemahlen
- 80 g Birntalgen (fein gemahlene, gedörrte Kletzen/Birnen)
- 80 g gemischte Nüsse gemahlen
- 100 g Staubzucker
- etwas Zimt
- 180 ml Flüssigkeit
  (abgekochtes Wasser, Birnenschnaps oder Rum)
- für später 500 g Butter

» Birntalgen mit ca. 120 ml heißem Wasser übergießen und mind. 2 Stunden einweichen.

» Dann die restlichen Zutaten dazugeben, wieder ca. 1 Stunde ziehen lassen.

» Butter mit der Hand durchkneten, damit sie geschmeidig wird, und auf einer leicht befeuchteten Alufolie auf die Arbeitsfläche geben, dann auf die Butter eine Frischhaltefolie legen und die *eingeklemmte* Butter ca. 30 x 50 cm und 5 mm dünn rechteckig auswalken.

» Frischhaltefolie entfernen und die Butter mit der Mohnfülle bestreichen und eng zu einer Rolle aufrollen.

Dieses Rezept ist von meiner lieben Kräuterfreundin Regina aus Kärnten.

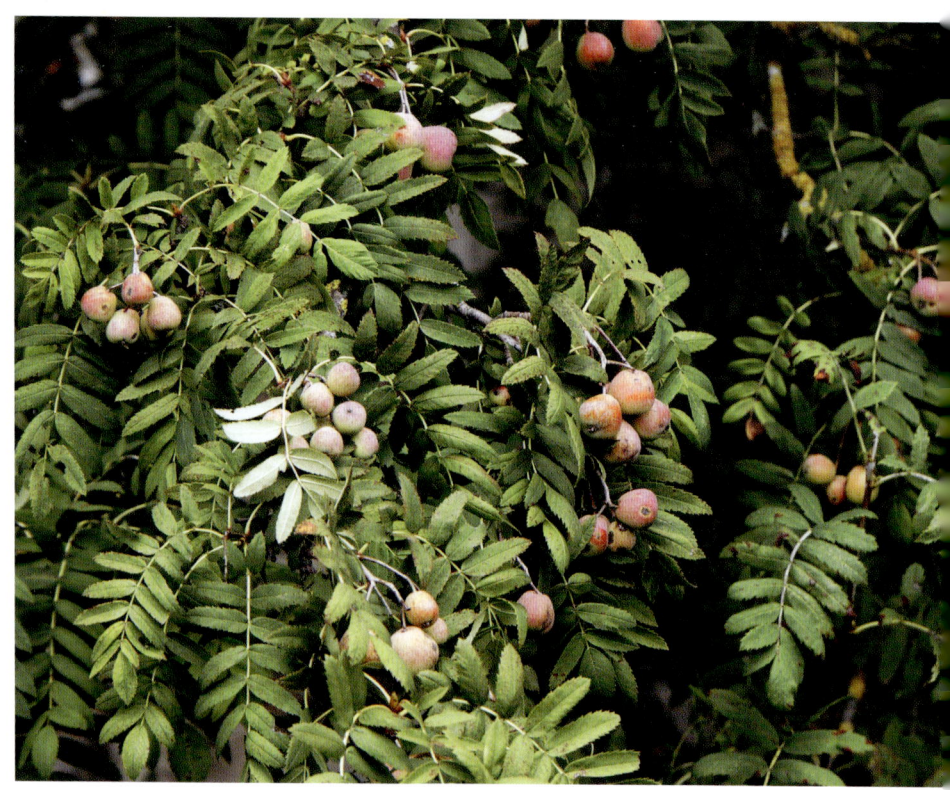

11. Speierling

Sorbus domestica L.,
Familie der Rosengewächse – Rosaceae

„Größtes heimisches Rosengewächs, schwerstes heimisches Holz"
Der bis maximal 33 Meter hoch und bis zu 350 Jahre alt werdende Speierling *Sorbus domestica* ist ein Baum der wärmeren Klimalagen. Wir haben diesen Baum am *Kraft der Bäume*-Lehrpfad gepflanzt, weil er so selten ist, und zur Arterhaltung. Der Speierling ist mit der Eberesche verwandt und die Blätter sind vor allem in jungen Jahren kaum voneinander zu unterscheiden.

Der Speierling ist eine alte Obstbaumart, die im Mittelalter häufig in Klostergärten angepflanzt wurde. Danach geriet er in Vergessenheit und wurde als kaum bekannte Baumart 2008 zum Baum des Jahres gewählt, denn es gab nur noch etwa 500 *erwachsene* Speierlinge in Österreich!

Der Baum hat bedächtigen Charakter und setzt auf inneren Werte, statt sich äußerlich hervorzutun. Die Früchte können den Kopf aufräumen, sie haben eine konzentrierte Energie. Durch das langsame Wachstum in den besten Sonnenlagen wird enorm viel Lebensenergie gespeichert, von der auch wir profitieren können, wenn wir uns mental mit dem Baum verbinden.

Inhaltsstoffe: Gerbstoffe, Bitterstoffe, Gummi, Flavonoide, Sesquiterpene, Betulin, Sorbitol, Zitronensäure, Apfelsäure, Bernsteinsäure, Weinsteinsäure, ätherisches Öl, Pektin, Vitamin C, Kupfer, Eisen, Magnesium, Kieselsäure, Enzyme

Der Speierling wirkt vitalisierend auf unseren Organismus und hat zusammenziehende, leicht stopfende und venenstärkende Eigenschaften.

GEMMOTHERAPIE:
„Die Knospe, die Erde und Luft verbindet"

Das Speierling-Gemmomazerat *Sorbus domestica* regt Blut- und Lymphfluss an und stärkt auch Venen- und Lymphgefäßwände.

Es entstaut vorwiegend die unteren Extremitäten und den Unterleib. Das Speierlingmazerat ist für Menschen geeignet, die zu Blutstauungen neigen.

Kulinarik: Speierlinge sind langsam wachsende Einzelgänger mit ausgezeichneten Eigenschaften, was die Fruchtverwendung betrifft.

» **Früchte**, entsaftet, gekocht und getrocknet, sind hilfreich zur Unterstützung als Vitalitätsmittel, bei allgemeinen Schwächezuständen, bei Magen-Darmproblemen, Rheuma und Gicht, bei Husten und Heiserkeit.

» **Tee aus den Blüten und den Blättern** des Speierling hilft gegen Husten und Magenverstimmung.

» Bei uns dient der Speierling hauptsächlich zur Herstellung vorzüglicher **Schnäpse**.

» Die **Früchte** vom Speierling werden zu Mus verarbeitet und als Beigabe zum Most verwendet. Der Most wird dadurch bekömmlicher, geklärt und länger haltbar.

Heute sind die süß-aromatischen und zugleich herb-bitteren Früchte von den Kellereien sehr gefragt. Früher waren über 50 Sorten von Speierlingsfrüchten bekannt. Es gibt apfel- und birnenförmige mit unterschiedlichsten Geschmacksnuancen und ihre Reifezeit ist von August bis November.

Das Holz des Speierling ist sehr schwer und hart, aber trotzdem elastisch und lässt sich gut bearbeiten.

Das schöne Speierlingholz erlangt durch seinen Seltenheitswert richtige Spitzenpreise und wird gesucht für Zahnräder, Holzgewinde, im Instrumentenbau für Blockflöten und natürlich als edelstes Möbelholz.

Speierlingbrot

- 400 g Speierlingmus
- 500 g normaler Zucker
- 100 g Apfelmost
- 2 Beutel Gelierfix

» Nach der Gelierfix-Anleitung unter ständigem Rühren 3–5 Minuten kochen lassen.

» Die Masse auf ein Backpapier ausstreichen und mehrere Tage trocknen lassen (eventuell mehrmals wenden).

» Dann in Rauten schneiden, einige Tage nachtrocknen lassen und anschließend genießen! In einer gut verschlossenen Dose aufbewahren!

Tipp: Auch mit Quitten ist dieses Rezept hervorragend!

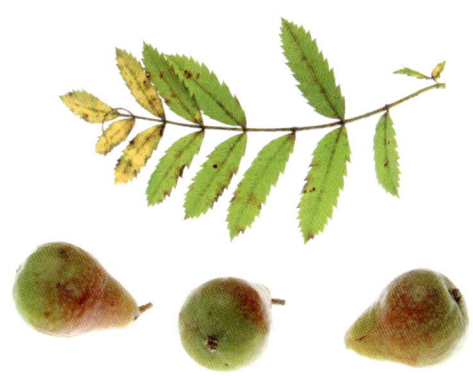

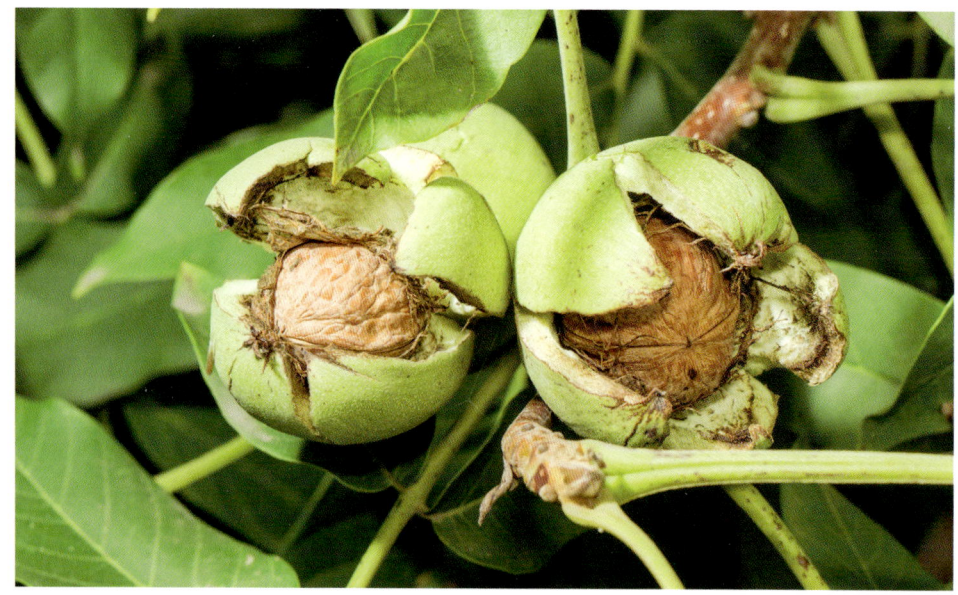

12. Walnussbaum

Juglans regia L.,
Familie der Walnussgewächse – Juglandaceae

Der Walnussbaum kann bis zu 150 Jahre alt werden, es gibt aber vereinzelt auch welche, die 600 Jahre erreichen. Er lässt keine anderen Bäume und Pflanzen um sich herum aufkommen. Die Substanz Juglon, welche die Blätter und die Walnussschalen absondern, verhindern Wachstum unter dem Baum. Die Gallier brachten die Walnuss *Juglans regia* einst über Italien und Frankreich nach Mitteleuropa.

Seit jeher galt der Baum samt seinen Früchten als Fruchtbarkeitsspender. Jungvermählte pflanzten gemeinsam einen Walnussbaum, mit der Bitte um eine mit Glück und Fruchtbarkeit gesegnete Ehe. Zur Silberhochzeit nach 25 Jahren steht der Baum in seiner vollen Kraft und kann reiche Ernten bringen.

Einen Walnussbaum zu haben ist wahrlich ein Segen, er bringt, wenn es eine gute Ernte gibt, einen ganzen Jahresvorrat Walnüsse zum Backen und Kochen, vielleicht noch ein paar Liter köstliches Walnussöl und Heilkräftiges für den ganzen Körper.

Der Walnussbaum hilft, Grundlagen zur Entscheidungsfindung zu erkennen, und vermittelt uns Klarheit. Danach unterstützt er uns, den ersten Schritt der Entscheidung zu wagen.

Inhaltsstoffe: Gerbstoffe (z. B. Tannin), Flavonoide, ätherisches Öl, Vitamine, Zitronensäure, Apfelsäure, Gallussäure, ungesättigte Fettsäuren (Omega-3-Fettsäure) Mineralstoffe (Kalzium, Magnesium), Eiweiß, Bitterstoffe/Juglon, fettes Öl

Der Walnussbaum gilt als pilzwidrig, entzündungshemmend, blutreinigend sowie wurmtreibend. Er hat hautheilende, juckreizstillende und aufbauende Eigenschaften und wirkt außerdem stärkend auf Herzrhythmus und Nerven, zusammenziehend, pestizidausleitend und stoffwechselanregend. Ebenso senkt er den Cholesterinspiegel.

GEMMOTHERAPIE: „Die lymphreinigende Knospe"

Das Walnuss-Gemmomazerat *Juglans regia* ist das Mittel für die Bauchspeicheldrüse (Pankreas), wirkt reinigend auf die Schleimhäute und auf die Haut bei allen chronischen und eitrigen Prozessen und verbessert die Lymphqualität. Es wird bei Pilzbefall im Verdauungssystem, Darmparasiten und Reizdarm eingesetzt. Weiters wirkt der Knospenansatz pilz- und bakterienwidrig und vitalisierend auf unser Immunsystem.

Die Walnussbaumknospe hilft, mutig, mit Zuversicht und Ausdauer, einen neuen Lebensabschnitt zu wagen.

Eine **Gemmotherapie** wird bei Entwicklungsverzögerungen und Selbstzerstörungstendenzen bei Kindern wie Jugendlichen, die plötzlich *auf die schiefe Bahn* geraten, angewandt. Der Knospenansatz wird bei Pubertätsakne sowie akuten und chronische Augenlidentzündungen eingesetzt.

Die Bachblütenessenz *Nr. 33 Walnut* (kompletter Umbruch, Neubeginn) verhilft zum Durchbruch. Menschen, die sich leicht beeinflussen lassen, unterstützt sie dabei, ihre Bestrebungen, Entscheidungen und Fähigkeiten zielstrebig und entschlossen zu verwirklichen.

Die Walnuss wirkt:

» **Eine Räucherung** der Triebspitzen, Knospen, Blätter, Holz und Schalen klärt die Raumluft stofflich und feinstofflich. Zusammen mit Alant verräuchert gibt sie eine klare Sicht auf Themen, hilft Ziele zu erkennen und zu verwirklichen.

» **Walnussblättertee** reinigt die Bauchspeicheldrüse von Pestizidrückständen, entschlackt und hilft uns beim Abnehmen. Als Kompresse verwendet und auf die Brüste aufgelegt, hemmt er durch den hohen Gerbstoffgehalt die Milchbildung und ist beim Abstillen sehr hilfreich.

» Der **regelmäßige Verzehr** von Walnüssen macht nicht nur glücklich und schlau, sondern erhöht auch die Spermienzahl bei Männern und senkt das Risiko von Brust- und Prostatakrebs.

In der Küche gibt es zahlreiche Verwendungsmöglichkeiten: Walnussknospen und junge Walnussblätter getrocknet und fein gemörsert ergeben einen wunderbaren Pfefferersatz, grüne Nüsse für Liköre, zum Einlegen, reife Walnüsse für den Sofortverzehr, für Salate, Suppen, Saucen, Pesto, Eis, Mehlspeisen und vieles mehr.

Zum Färben und Tönen des Haares eignen sich die grünen Walnussschalen, die Rinde und die grünen Walnussblätter hervorragend, sie sind auch ein wichtiger Bestandteil dunkler Pflanzenfarbmischungen für Haare. Bei Haarausfall und Schuppen kann man mit Walnussblätterextrakt gut entgegenwirken.

Nussbaumholz ist ein sehr schönes, begehrtes Holz, seine Maserung und die wunderbare Farbe machen es zu einem besonderen Tischlerholz, aus dem so manche schöne Einzelstücke hergestellt wurden. Für die große Möbelindustrie ist es schlichtweg zu schade!

Walnuss-Öl für empfindliche Haut oder Neurodermitis

» Ein Schraubglas wird zur Hälfte mit grünen Nüssen, um Johanni (24. Juni) geerntet und halbiert, gefüllt und mit Jojobaöl übergossen.

» 2–3 Monate an der Vormittagssonne reifen lassen und abseihen.

» 10:1 mit Aloe-Vera-Öl mischen und einige Tropfen ätherisches Cistrosen-Öl zugeben, empfiehlt Adelheid Lingg[5] in ihrem Buch.

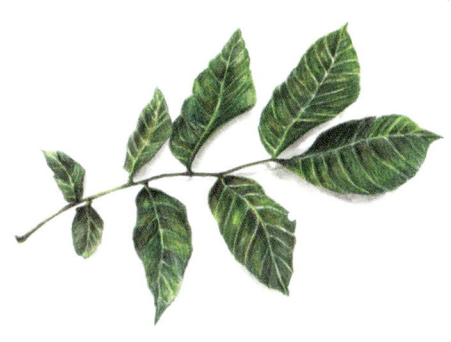

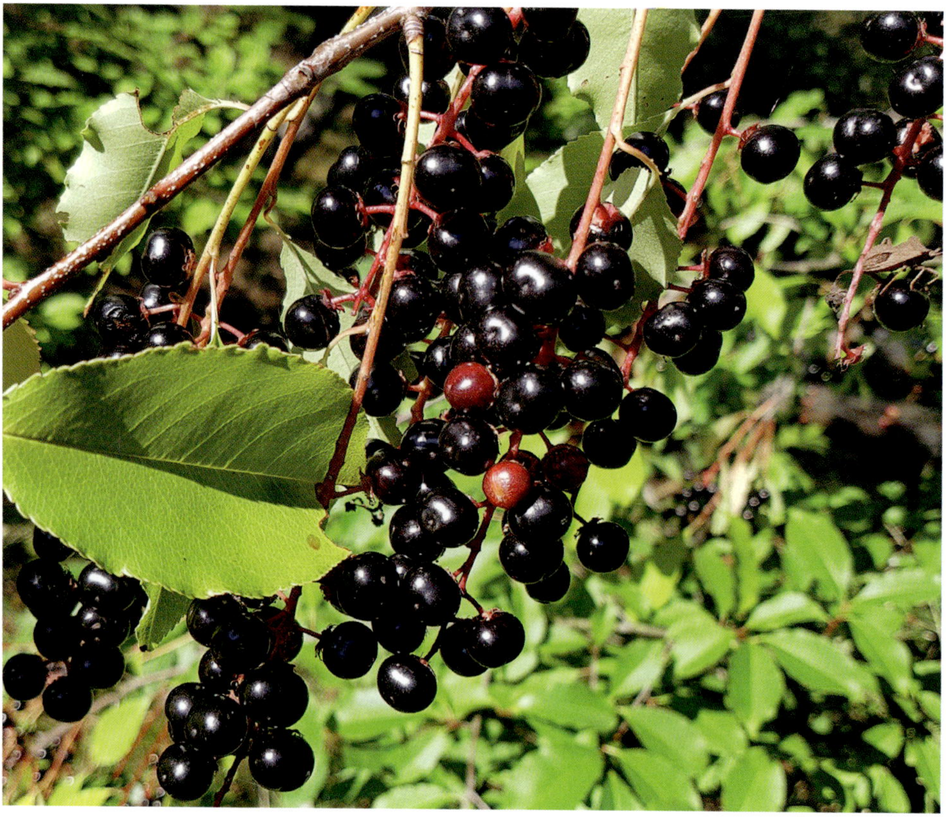

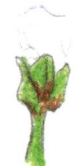

13. Traubenkirsche

Prunus padus L.,
Familie der Rosengewächse – Roseaceae

Die raschwüchsige Traubenkirsche wird bis zu 15 Meter hoch und ist ein Baum, wenn man ihn lässt, meist ist sie aber als Strauch mit überhängenden Ästen zu finden. Die gewöhnliche Traubenkirsche besitzt einen relativ gerade gewachsenen Stamm, der eine Stärke von etwa 60 cm entwickelt und ihr Durchschnittsalter beträgt 60 Jahre.

Sie blüht im April bis Mai, ihre weißen, traubendoldigen Blütenstände haben einen angenehmen, aber schweren Duft. Die Früchte sind erbsengroß, glänzend schwarz-rot, haben einen bittersüßen Geschmack und sind essbar, jedoch nicht der Kern. Eine sehr frühe Verwendung der Traubenkirsche konnte man bei den stein- und bronzezeitlichen Pfahlbauten des Alpengebiets feststellen.

Die Urkraft der Traubenkirsche lehrt uns, dass alles seinen Platz hat und benötigt.
Sie gibt uns die Kraft Konflikte zu lösen, anstatt ihnen auszuweichen!

Inhaltsstoffe: Blausäureglykoside, Gerbstoffe, Harz, Prunolaurasin (Glykosid), Flavonol-Glykoside, Phytonozide

Die Traubenkirsche besitzt eine beruhigende, einschläfernde und entgiftende sowie leicht abführende Wirkung.

Die Blütenessenz der Traubenkirsche *Prunus padus* unterstützt dabei, Konflikte am richtigen Platz und mit dem richtigen Menschen auszutragen. Sie fördert den Mut, das Risiko einzugehen, seinen Platz zu beanspruchen, und sich von der Angst zu befreien, verlassen zu werden. Sie hilft, eine Kontaktfläche zu bieten, die andere berührt und an der sie sich reiben können, eine Unterstützung zur Entwicklung wahrer menschlicher Nähe.

In den mittelalterlichen Schriften wird der Baum meist *Cerasus racemosa* genannt. Unter seiner heutigen Bezeichnung finden wir ihn ab dem 16. Jahrhundert. Die Früchte wurden früher roh mit Salz gegessen oder zu Mus verkocht, auch wurde Branntwein aus ihnen hergestellt.

Wenn man beim Ernten der **Beeren**, die süßlich-herb-zusammenziehend schmecken, schneller als die Vögel ist, kann man daraus Marmeladen, Säfte, Alkoholika und Trockenfrüchte herstellen. Diese Art der Verwendung ist uralt.

Das **Fruchtfleisch** wirkt fiebersenkend und hilft bei Rheumabeschwerden.

Ein **Tee aus der Rinde** soll Linderung bei juckenden Hauterkrankungen und Ekzemen verschaffen. Volksmedizinisch hat die Verwendung der Rinde als Mittel gegen Gicht, Rheuma und Syphilis eine lange Tradition, homöopathisch wird der aus der Rinde gewonnene Extrakt bei Kopfschmerzen, Herz- und Magenstörungen angewendet.

Die Traubenkirsche wirkt:

» Sie wird in der **Volksmedizin** als Abführmittel und gegen Koliken gebraucht.
» Aus **Früchten** bereitet man kühlende Getränke.
» Tee aus der **Rinde** wird als Hausmittel gegen Gicht, juckende Hauterkrankungen und Ekzeme verwendet.
» Aus den **Steinen der Früchte** kann ein Öl gewonnen werden.
» Die **frischen Früchte** riechen betäubend und werden von Ungeziefer gemieden.

Das Traubenkirschenholz

Das Traubenkirschenholz ist von geringer wirtschaftlicher Bedeutung, lässt sich aber leicht und sauber bearbeiten und ist als Schnitzholz und bei Drechselarbeiten gern gesehen. Gedämpft lässt es sich sehr gut biegen. Es findet Verwendung im Innenausbau, für Decken und Wandverkleidungen und Einbaumöbel sowie für Gebrauchs- und Ziergegenstände. Die Traubenkirsche ist ein gutes Vogelschutzgehölz.

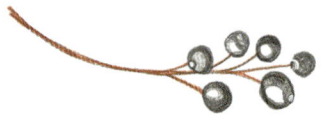

Traubenkirschen-Blütenzucker

- frische Traubenkirschenblüten
  um die Zeit der Mittagssonne ernten
- Back- oder Rübenzucker nach Bedarf

» In einem Korb im Schatten für 1 Stunde im Freien stehen lassen, damit Insekten ihren Weg gehen können.

» Anschließend werden die Blüten von den Rispen gezupft und mit Backzucker oder feinem weißen Rübenzucker durchgemixt und auf einem Backblech zum Trocknen aufgelegt (ca. $4/5$ Zucker, $1/5$ Blüten).

» Im Backrohr bei max. 45 °C trocknen und anschließend mit einem Mörser bearbeiten.

Zum Verfeinern vieler Desserts, anstelle von normalem Zucker, für Kuchen, Cremes und Saucen.

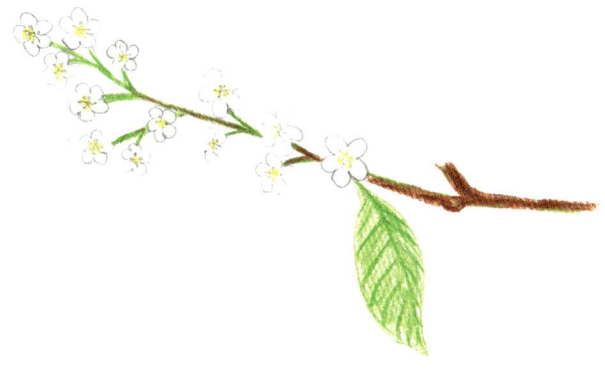

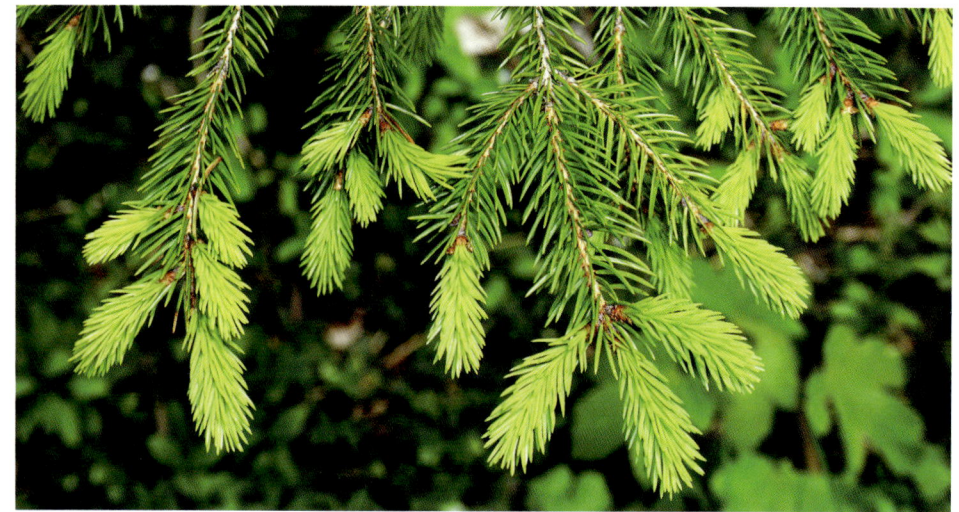

14. Fichte

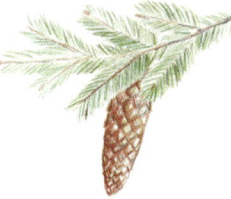

Picea abies (L.) H. Karst,
Familie der Kieferngewächse – Pinaceae

Die Fichte ist eine majestätische, immergrüne mächtige Pyrami-
de mit weit ausladenden Ästen. Sie kann bis zu 60 Meter hoch
und bis zu 600 Jahre alt werden, das forstliche Alter liegt bei
80–120 Jahren. Beim Anblick der *Kraft der Bäume*-Fichte verstehen wir vielleicht, dass sie einst von unseren Vorfahren als
Schutzbaum verehrt wurde. Der Nadelbaum aus der Familie der
Kieferngewächse braucht Zeit und Platz im Gebirge, um sich zu
einem solchen charakteristischen Baum zu entwickeln.

Als Maibaum ziert sie, in Kleinarl und auch in vielen anderen
Dörfern in Österreich, jedes Jahr von neuem, das Dorfbild und
als Christbäumchen prachtvoll geschmückt zu Weihnachten
unsere Stuben. Als Firstbäumchen wird sie bei Fertigstellung
des Dachstuhls als Schutzbaum auch noch heute am First an-
gebracht.

Die Fichte lehrt uns, dass wir Liebe nicht im Außen suchen müssen. Sie zeigt uns die Quelle des Lichtes und der Liebe in uns selbst. So können wir uns jederzeit damit nähren und durchfluten. Der frische Duft des Baumes, der Nadeln, des Harzes reinigt unser Atmungssystem und unsere Energiebahnen und stärkt unsere Nerven und Mittenkraft.

Inhaltsstoffe: ätherische Öle, Harz, Pinien, Vitamin C, Provitamin A, Limonen, Gerbstoffe (Tannine), Linalool, Cymol, Zucker, Wachse, Bronylacetat

Die Fichte besitzt eine atemwegsheilende, schleimlösende, husten- und krampflösende Wirkung sowie durchblutungsfördernde, abwehrkraftsteigernde, beruhigende, nervenstärkende und hautheilende Eigenschaften. Sie gilt auch als geschwürwidrig, ausleitend, harntreibend und verdauungsstärkend.

GEMMOTHERAPIE:

Das Mazerat der Fichtentriebspitzen wirkt entzündungshemmend auf die Gelenke und regt die Knochenheilung bei Brüchen an. Es ist durchblutungsfördernd und entzündungshemmend sowie schleimlösend für unsere Luftwege bei Bronchitis.

Zubereitungen aus Fichtenspitzen wie Fichtenspitzenhonig oder Fichtensirup lindern bei Grippe, Bronchitis und Rachenkatarrh. Sie wirken auswurffördernd und reizmildernd bei Husten und nervenstärkend bei Erschöpfung. Der Tee aus Fichtenwipfeln hilft bei Husten, Erkältung, Grippe, Blasenkatarrh und Frühjahrsmüdigkeit.

Als Blütenessenz reinigt und erweitert die Fichte unsere Energiekanäle, sie wirkt ausbalancierend zwischen männlich und weiblich, zwischen Macht und Milde.

Fichtenharz und auch andere Harze unserer heimischen Nadelbäume sind der Weihrauch der Alpen und werden auch bei **Ritualräucherungen** in den Raunächten verwendet. Das Harz schließt und desinfiziert die Wunden eines Baumes, so wirkt es auch auf unseren Körper.

» Eine **Fichtenharzsalbe** hat Zugpflasterwirkung und beruhigt gleichzeitig bei Neuralgien.

» Eine **Räucherung** mit Fichtenharz und den Nadeln verbindet uns mit unserer Ahnenlinie und löst alte Verstrickungen auf. Fichtenrauch reinigt alle Energiekanäle und durchlüftet sie.

In der Küche werden besonders die Fichtenspitzen in diverse Lebensmittel eingearbeitet und verströmen einen zauberhaften Fichtenduft. Fichtenspitzenbutter, Fichtenspitzenzucker oder Bonbons dienen nicht nur als Geschmacksgeber, sondern die Inhaltsstoffe wirken auch beim Genuss der köstlichen Speisen!

Als Nutzbaum wird die Fichte meist in Monokulturen in ganz Europa angebaut. Als robuster Baum wurde die Fichte zum Retter in der Not bei den notwendigen Wiederaufforstungen des 18. und 19. Jahrhundert und nach den beiden Weltkriegen. Sie wächst schnell und ist durch ihre enorme Produktion von Biomasse immer noch Europas Wirtschaftsbaum Nummer eins.

Alte Haussalbe bei Geschwüren, Furunkeln und Abszessen

• 50 g frisches Fichten- oder Tannenharz
• 40 ml Olivenöl

» In das frische erwärmte Harz wird so viel Öl eingerührt, bis eine gut aufzutragende, geschmeidige Salbe entsteht.

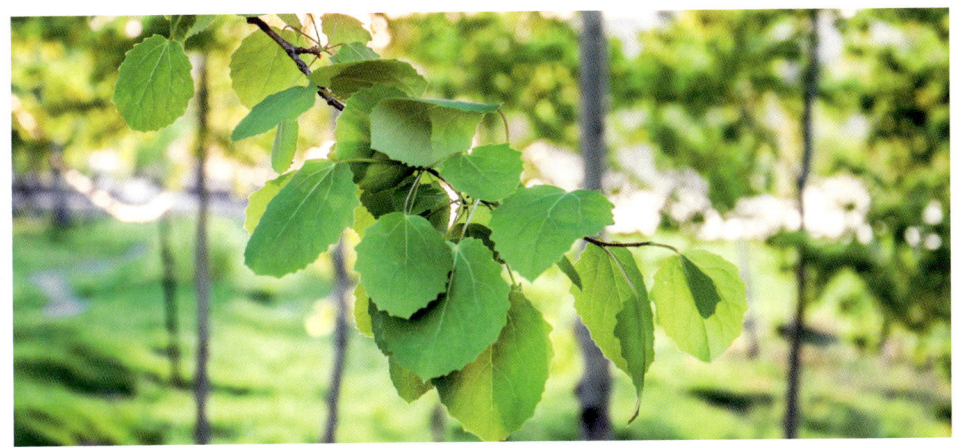

15. Zitterpappel (Espe)

Populus tremula L.,
Familie der Weidengewächse – Saliceae

Die Zitterpappel könnte man mit verbundenen Augen *erhören*. *Zittern wie Espenlaub* – wer den Baum betrachtet, sieht, dass die Blätter immer in Bewegung sind, der kleinste Windhauch genügt. Dadurch können sie schneller Feuchtigkeit verdunsten und mehr Nährstoffe und Wasser aus dem Boden nach oben pumpen.

Die Kelten verwendeten das leichte, elastische und feste Espenholz für Kampfschilder und in Nordamerika fertigten die Shuswap und Blackfoot Pfeile aus den Ästen der Zitterpappel.

Schon allein die Signatur des Baumes, im Speziellen seiner im Wind zitternden Blätter, geben an, dass es bei der Espe um „Ängste" geht. Die Zitterpappel begleitet uns sanft mit unseren nicht benennbaren Ängsten Tod und Dunkelheit. Impulse werden uns gegeben, um wieder mehr Lebensmut zu schöpfen, die uns schließlich zu einem tiefen Urvertrauen führen.

Sie erhöht und stärkt unsere innere Zuversicht und hilft, Furcht und Ängste zu lindern und Blockaden aufzulösen.

Inhaltsstoffe: ätherische Öle, Benzoesäure, Flavonoide, Gerbstoffe, Glykoside, Mineralsalze, Salicin

Sie besitzt eine antibakterielle, schmerzstillende und entzündungshemmende Wirkung. Wie alle Weidengewächse enthalten auch die Espen Salizylsäure, den Wirkstoff von Aspirin. Es gelten auch die unter der Balsampappel beschriebenen Anwendungen, lediglich die Blütenessenz unterscheidet sich deutlich.

In der Bachblüten-Therapie *Nr. 2 Aspen* (unbestimmte Ängste) hilft sie bei Menschen, die unter unerklärlichen, vagen Ängsten, Vorahnungen, geheimer Furcht vor irgendeinem Unheil leiden. Aspen hilft, die innere Zuversicht zu stärken, Ängste abzubauen, und führt ins Urvertrauen.

Die Pappel wirkt:

» **Aus der Rinde** wird in der europäischen Tradition ein Mittel gegen Durchfall und Schwäche als Tonikum hergestellt.
» Eine **Teemischung aus Rinde und Blättern** wird bei rheumatischen Beschwerden, Schmerzzuständen und zur Behandlung von Prostataleiden eingesetzt.
» Die **Pappelwolle** eignet sich als Ohrpfropfen für Menschen. Wer allerdings allergisch auf Pappeln ist, sollte keine der Zubereitungen verwenden.
» Das **Innere der Rinde**, das Rindenkambium, wird in feine, dünne Streifen geschnitten, wie Nudeln gekocht und verzehrt. Ein achtsamer Umgang ist natürlich Voraussetzung, nur die Rinde von gefallenen Bäumen sollte gesammelt werden, da ansonsten der Baum zu sehr beschädigt würde.

» **Die jungen, runden Blätter** der Espe eignen sich gut zur Sauerkrautherstellung. Älteren, getrockneten und vermahlenen Blättern, einem mehlartigen Pulver, wird Mehl beigemischt und zum Backen oder Andicken von Soßen verwendet.

Espenholz lässt sich gut bearbeiten, ist leicht, elastisch und hart. Es wird für Furnierplatten, Gemüse- und Obstkistchen, Streichhölzer in der Papier- und Zellstoffindustrie sowie im Fahrzeugbau verwendet. Wegen seiner geringen Wärmeleitfähigkeit und der hellen Holzfarbe ist die Espe auch ein beliebtes Holz für den Saunabau.

Pappelbalsam

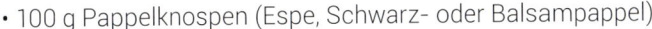

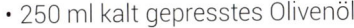

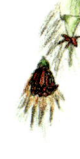

- 100 g Pappelknospen (Espe, Schwarz- oder Balsampappel)
- 250 ml kalt gepresstes Olivenöl
- 45 g Bienenwachs, am besten direkt vom Imker

» Die Knospen mit einem Keramikmesser fein zerkleinern, in ein Glas füllen und an einem warmen Ort mindestens 2 Wochen stehen lassen und gelegentlich schwenken.

» Das Öl wird dann samt Knospen in einem Wasserbad auf max. 60 °C erhitzt und nach einer halben Stunde ständigem Rühren abgeseiht.

» Das Öl wird nun wieder erhitzt und das fein geschabte Bienenwachs darin aufgelöst. In Salbentiegel füllen und erst verschließen, wenn es ausgekühlt ist.

Zur Verwendung bei Verbrennungen, Gliederschmerzen, Hämorrhoiden, Sonnenbrand, Akne, Neurodermitis, Schrunden und wunden Hautstellen.

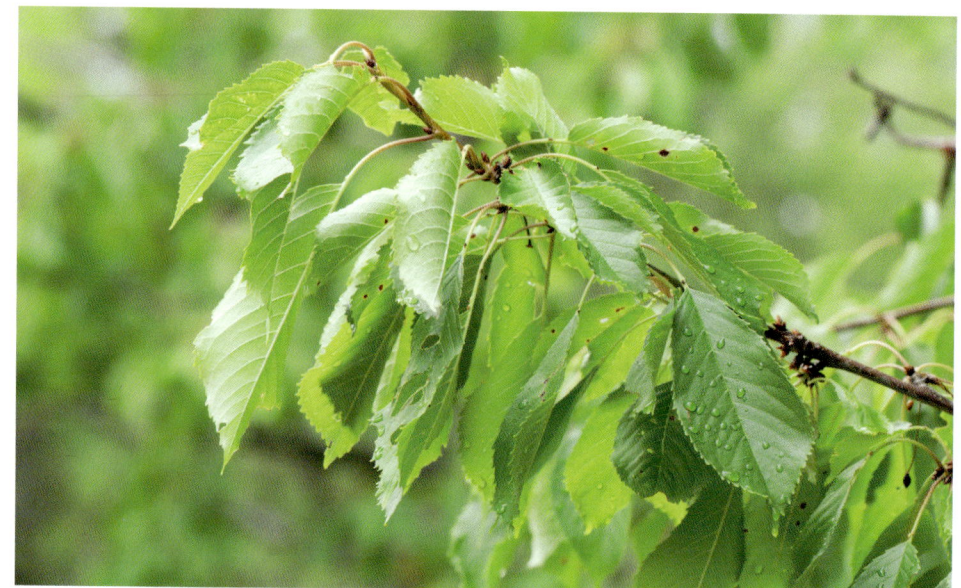

16. Kirsche

Prunus avium,
Familie der Rosengewächse – Roseaceae

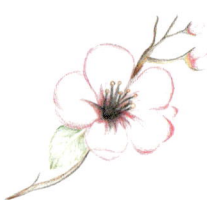

Im Mai erscheinen die Kirschblüten, sie sind zwittrig und können nur von den Pollen eines anderen Kirschbaumes befruchtet werden. Bienen freuen sich über dieses Nektarangebot, man hört es laut summen unter einem blühenden Kirschbaum. In der Imkerei ist die Kirschblüte ein Zeichen, den Bienen eine weitere Zarge zu geben. Die Kirsche kann bis zu 20 Meter hoch werden, das natürliche Alter des Baumes endet etwa mit 100 Jahren.

Die Kirsche ist ein Ausdruck der Freude, denken wir an unsere Kindheit, wie wir unter dem Kirschbaum tanzten und spielten, denken wir an die süßen, essbaren *Kirschohrhänger*, wir alle haben uns daran erfreut.

Ein alter Volksglaube rät, das erste Badewasser eines Mädchens an einen Kirschbaum zu schütten, damit das Kind später rein, edel und schön werde. Blüten und Früchte werden oft als Heiratsorakel verwendet.

Seine Jugendlichkeit und Frische wirkt ansteckend, Verzagten und traurigen Menschen hilft die Kirsche, den Frühling wieder zu finden. Sie gibt uns Fröhlichkeit und den Kirschbaum verlässt man gestärkt, erfrischt und aufgemuntert.

Inhaltsstoffe: Allantoin, Glykoside (z. B. Amygdalin) Asparagin, Methylsalicylat, Carotinoide, Vitamine (A, C, B1, B 2, B3, B6, Folsäure) Anthocyane, Fruchtsäuren, Pektine, Fruchtzucker, Enzyme, Gerbstoffe, Mineralstoffe (Kalium, Kalzium, Phosphor, Silizium, Zink)

Der Kirschbaum besitzt entzündungshemmende, schleimlösende, hustenheilende und fiebersenkende Eigenschaften und wirkt allgemein ödemausleitend und stoffwechselanregend. Er ist haut- und bindegewebsreinigend sowie -straffend, gilt als blutbildend und herzstärkend und gleicht niedrigen Blutdruck aus. Die Kirsche hat adstringierende und harntreibende sowie leicht stopfende Wirkung.

Auf unser Gemüt wirkt sie aufheiternd und doch beruhigend und nervenstärkend.

Blütenessenz: Die Kirschblüte ist die Fröhlichkeitsblüte – sie hilft Menschen, sich wieder zu begeistern und die Lebenslust zu spüren. Wir können das Leben leichter nehmen, sie entspannt aggressive Impulse und bringt Sinnlichkeit und Genussfähigkeit zurück.

„Ich liebe das Leben, das Leben liebt mich."

Eine Räucherung aus mindestens ein Jahr gelagertem Kirschgummi (Kirschharz) wirkt aphrodisierend und öffnet die Sinnlichkeit. Bei Liebesräucherungen sind Kirschgummi und Kirschblüten ein wunderbarer Bestandteil.

Die Liebe, die Freude und die Kirschen: Am 4. Dezember einen Barbarazweig vom Kirschbaum schneiden und in eine Vase einwässern verspricht bei einem Erblühen vor Weihnachten glückliche Zeiten im nächsten Jahr.

Frauen, die Kirschblütenprodukte konsumieren, berichten über verblüffende Erfolge beim anderen Geschlecht. Es ist, als würde der Liebreiz der Blüte auf sie übergehen. Die Kirsche als Frucht steht für süße Verführung. Ein Bett aus Kirschholz ist die beste Voraussetzung für ein gutes Liebesleben.

Die Kirsche wirkt:

» **Kirschen wirken** schmerzlindernd, 20 schöne rote Kirschen haben den gleichen Effekt wie ein bis zwei Aspirin-Tabletten.

» **Das Fruchtmark** bei Cellulitis für 10 bis 20 Minuten aufgetragen, entgiftet, strafft das Bindegewebe und fördert die Durchblutung.

» **Der Saft der Kirschen** wirkt nicht nur blutdrucksteigernd und blutbildend, sondern schmeckt einfach köstlich.

» **Kirschkernkissen** gehören fest zu einer Babyausstattung, wirken sie doch angewärmt beruhigend und vertreiben nach einer sanften Bauchmassage schmerzhafte Blähungen.

Die besondere Wärme entspannt die Muskeln und wirkt schmerzlindernd auch bei Hexenschuss, Rückenschmerzen und Rheuma.

» Als **Tee** oder als **Tinktur** unterstützen Kirschknospen und Kirschblätter die Leber und den Gallenfluss. Der Tee aus getrockneten Kirschstielen wirkt entwässernd und schleimlösend und hilft bei hartnäckigem Husten der Kinder wie auch bei Blasenentzündung und Durchfall.

» **Kirschharzwein** – Kirschharz in Rotwein aufgelöst.
So erhält man einen Hustentrank für *Erwachsene*.

» **Kirschschnaps** ist ein hochgeschätztes Heilmittel für einen schwachen Magen und gegen Fieber.

Das Kirschholz zählt zu den schönsten Edelhölzern und wird zum Instrumentenbau und für besondere Möbelstücke verwendet. Diese strahlen eine gewisse Lebendigkeit und Jugendlichkeit aus, die ansteckend wirkt.

Heilsamer Kirschjahreslikör

- 0,5 l Alkohol (am besten Kirschschnaps)
- 1 kleine Handvoll der entsprechenden Pflanzenteile im Verlauf des Baumjahres hinzufügen.

» Im Frühjahr werden Knospen und Triebspitzen, später die Blüten und Kirschblätter, Kirschgummi und Kirschholzrinde und als krönender Abschluss die Kirschen dazugegeben.

» Alles zusammen über den Winter stehen und mazerieren lassen und im Frühjahr abseihen.

» Der Jahreslikör kann nach Belieben mit Bienenhonig gesüßt werden.

In kleinen Dosen dient er als Stärkung, natürlich auch zum Genießen, hebt die Stimmung, dient der Galle-Leber-Unterstützung und hilft bei Verdauungsbeschwerden.

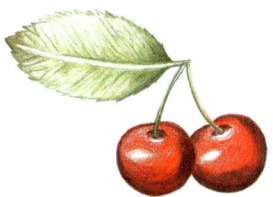

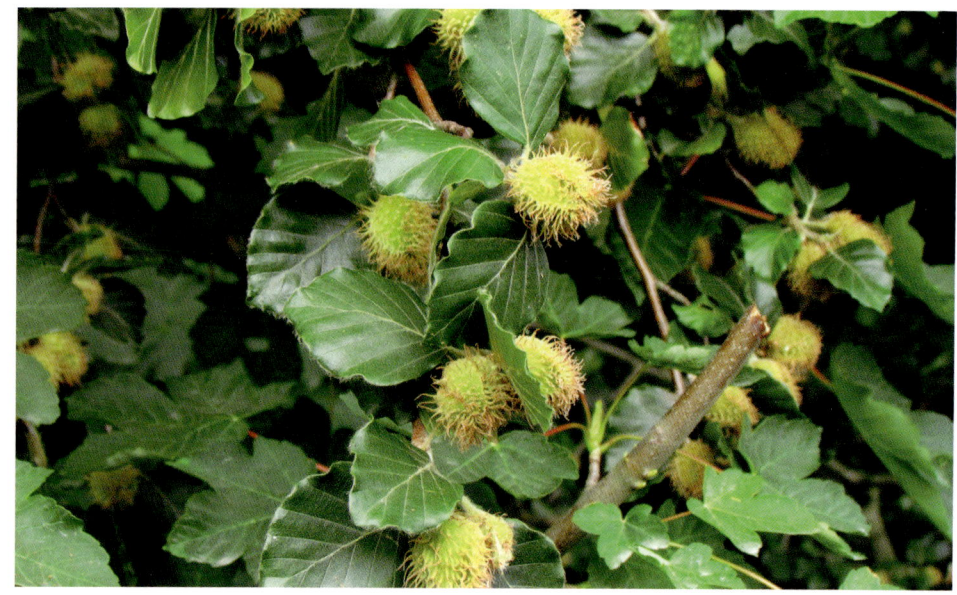

17. Rotbuche

Fagus sylvatica L.,
Familie der Buchengewächse – Fagaceae

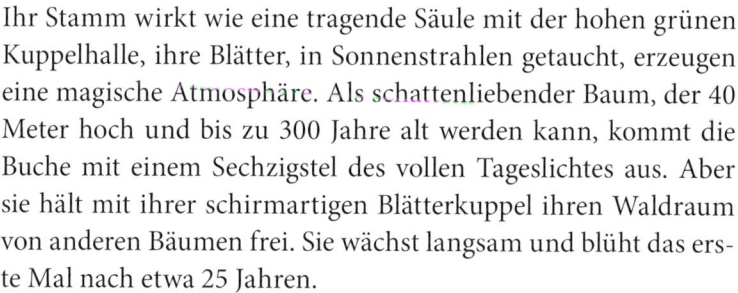

Ihr Stamm wirkt wie eine tragende Säule mit der hohen grünen Kuppelhalle, ihre Blätter, in Sonnenstrahlen getaucht, erzeugen eine magische Atmosphäre. Als schattenliebender Baum, der 40 Meter hoch und bis zu 300 Jahre alt werden kann, kommt die Buche mit einem Sechzigstel des vollen Tageslichtes aus. Aber sie hält mit ihrer schirmartigen Blätterkuppel ihren Waldraum von anderen Bäumen frei. Sie wächst langsam und blüht das erste Mal nach etwa 25 Jahren.

Die Buche ist ein Wärmelieferant – Brennholz, Buchenasche Grundstoff für Lauge und Seife, und auch Namensgeber für unsere Buchstaben. In Buchenstäbe geritzte Runenzeichen wurden in frühen Zeiten zur Weissagung geworfen.

Augen zeigen sich auf ihrer hellen und zarten Rinde und es scheint, als würde sie die Welt betrachten, wissend um Gegenwart, Vergangenheit und Zukunft. Die Buche zählte zu den heiligen Bäumen, an ihr wurden Opfergaben beziehungsweise Geschenke dargebracht, besonders von Frauen, die einen Kinderwunsch hegten.

> *Als Kraftquelle ist die Rotbuche der Baum der Toleranz, der uns hilft, mehr nach innen zu schauen und uns zu respektieren, wie wir auch andere respektieren. Sie zieht oder leitet alle Trübungen und Energien, die uns nicht dienlich sind, ab, lässt nur das Reine und das Einfache zurück und gibt uns Gesundheit, Kraft und Vitalität. „Buchen sollst du suchen" – diese Verszeile bekommt hinsichtlich der Urkraft des Baumes eine wunderbare Bedeutung.*

Inhaltsstoffe: Gerbstoffe, ätherische Öle, Kreosotum (Buchenholzteer), Fagin, Blausäure-Glykoside (in den Bucheckern), 42 % fette Öle, ungesättigte Fettsäuren, Spurenelemente, Vitamine, Mineralstoffe, viel Eisen, 23 % Eiweiß

Buchen haben eine allgemein kühlende, fiebersenkende und entzündungshemmende Wirkung. Sie entsäuern den Körper, wirken entgiftend, desinfizierend, haben eine reinigende Wirkung auf unsere Lungen und gelten als atemvertiefend.

GEMMOTHERAPIE: „Die Raum schaffende Knospe"
Das Gemmomazerat der Buche *Fagus sylvatica* eignet sich bei vielen Beschwerden, die man als *Zivilisationskrankheiten* bezeichnet, und wird meist mit anderen Gemmomazeraten kombiniert.

Es wirkt antiallergisch, vermindert die Histaminfreisetzung, reguliert den Fettstoffwechsel und stärkt unser Nierensystem. Es ist auch unterstützend bei chronischen Lungen- und Hauterkrankungen und der Narbenheilung.

Das Gemmomazerat der Rotbuche eignet sich für Menschen mit Abgrenzungs- und Entscheidungsschwierigkeiten, bei bulimischen Essstörungen, Unzufriedenheit und schneller Überforderung durch Außenreize. Es wird auch gerne in der **Kinderheilkunde** eingesetzt.

Die Bachblütenessenz *Nr. 3 Beech/Rotbuche* (Kritik und Toleranz) führt aus Engstirnigkeit, Intoleranz und einer überkritischen Haltung und hilft, die Dinge etwas lockerer zu sehen und jedem Menschen seinen Weg, seine persönliche Art und Geschwindigkeit zuzugestehen. Eine **Buchenräucherung** hilft uns, das Wesentliche vom Unwesentlichen zu unterscheiden und strukturiert zu handeln!

„Toleranz mit dem Blick auf das Wesentliche."

Die Buche wirkt:

» **Tee** aus jungen Buchenblättern wirkt leber- und gallestärkend, hilft in Form von Kompressen bei *Gerstenkörnern*, so kann sich die kühlende und entzündungswidrige Eigenschaft gut entfalten und ein Buchenblattumschlag heilt Schwellungen.

» Die beruhigende Wirkung des **Buchenlaubduftes** war ideal als Füllmaterial von Säcken, die früher als Schlafunterlage dienten.

» **Buchenholzasche** hilft bei Durchfall, zur Entgiftung, zur Wundheilung, bei Hautproblemen und zur Zahnpflege.

» **Frische, zarte, junge Buchenblätter** schmecken wunderbar, auch roh gegessen, und passen perfekt in Salate und Saucen, Suppen, Pesto und Liköre.

» Die **Blätter**, getrocknet zermahlen und dem Mehl beigemengt, ergänzen wunderbar pikante Bäckereien.
» Die **Bucheckern** verwendet man zum Backen, geröstet zum Knabbern, als Kaffee-Ersatz und auch zur Ölgewinnung. Ebenso sind in der Tierwelt die Bucheckern eine willkommene Stärkung.
» Die **Rinde** ohne Borke kann als Mehlersatz dienen. Im Frühjahr findet man unter Buchen auch köstliche Buchenkeimlinge, am allerbesten schmecken sie kurz, bevor sich die Keimblätter öffnen.
» Auf **Buchenspänen** geräuchertes Fleisch oder Fische weisen einen würzigen Geschmack auf.

Buchenholz hat einen guten Brennwert und ist ein erstklassiges Brennholz, in der Möbelindustrie und in der Zimmerei gewinnt die Buche zunehmend an Bedeutung. Parkettböden, Kanthölzer und Kinderspielsachen werden auch aus Buchenholz hergestellt.

Bucheckern sollten zum einen vor dem Verzehr geröstet werden, damit sich der Wirkstoff *Fagin* abbaut, zum anderen schmecken sie dadurch auch viel aromatischer und geben eine wunderbare sowie gesunde Knabberei ab.

In wirklich großen Mengen rohe Bucheckern zu verspeisen könnte Vergiftungserscheinungen mit sich bringen und zu Übelkeit führen!

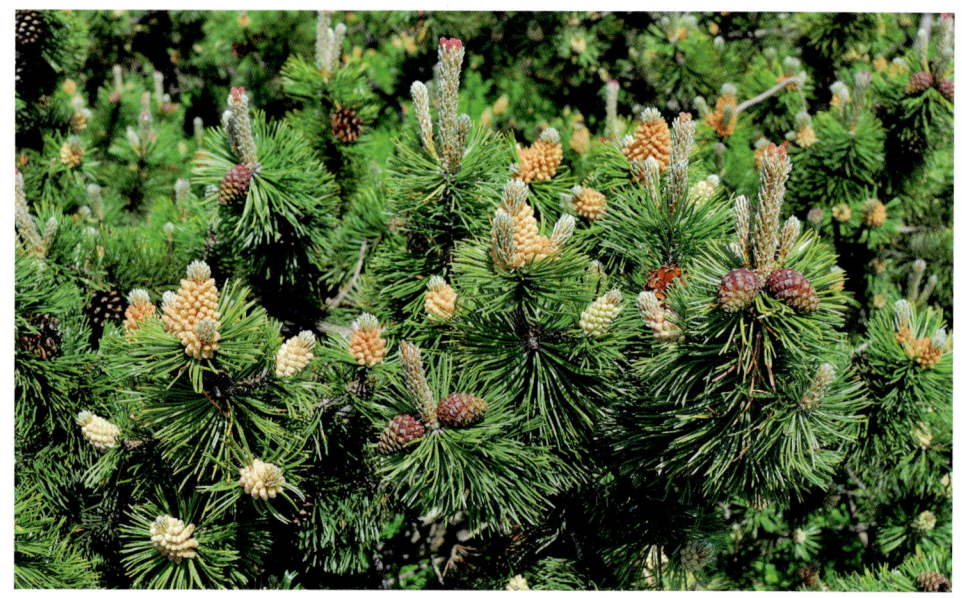

18. Latsche
(Bergkiefer, Legföhre)

Pinus mugo,
Familie der Kieferngewächse – Pinaceae

Als kleiner, aber noch robusterer Bruder der Waldföhre kann die Bergkiefer, in Österreich weitgehend Latsche genannt, in alpinen Zonen gerne auch in Vergesellschaftung mit Erle und Eberesche über der Baumgrenze mit der Alpenrose zusammen gut gedeihen.

Die Latsche wächst meist strauchförmig und wird zwischen 1 und 3 Meter hoch. Sie ist ein Pionierbaum, der auch mit schwierigsten Bedingungen klarkommt. Ihr dichter Wuchs bildet ein fast undurchdringliches Hindernis und schafft somit ein einzigartiges Klima. *Luftbäder* in solchen Latschenfeldern sind die reinste Wohltat für Lunge und Seele, denn Latschen speichern die Sonnenwärme und wandeln sie in ätherische Öle um.

Die Urkraft der Latsche schenkt uns helles Licht, Kraft und Stärke, sie sorgt für Beständigkeit, Durchhaltevermögen, stärkt uns in unserem Urvertrauen und gibt uns Geborgenheit. Gleichzeitig zentriert sie uns in uns selbst und öffnet unsere Sinne, um Altes, nicht mehr Benötigtes loslassen zu können.

Inhaltsstoffe: ätherisches Öl (Terpene wie Limonen und Pinen), Glykoside, Harze, Gerbstoffe, Bitterstoffe, Vitamin C, Wachs

Die Latsche wirkt auf unsere Atemwege hustenreizmildernd und schleimlösend, weiters gilt sie als reinigend, klärend, haut- und wundheilend, desinfizierend, schmerzstillend und keimtötend. Wie alle Kieferngewächse besitzt sie auch heilende Kräfte bei Knochenbrüchen, Gelenkbeschwerden und stärkt den Sehnenansatz. Sie wirkt außerdem durchblutungsfördernd, wassertreibend sowie nervenstärkend.

GEMMOTHERAPIE:
„Die anpassungsfähige Lichtknospe"

Das Bergföhren-Knospenmazerat *Pinus mugo* wirkt hauptsächlich vitalisierend und regenerierend auf Knochen- und Gelenkstrukturen, Sehnen und Bänder sowie auf den Fettstoffwechsel.

Das Gemmomazerat eignet sich für vermeintlich ausweglose Situationen, die meist auf mangelnde Flexibilität des betroffenen Menschen zurückzuführen sind. Es bringt ihm Zuversicht, stärkt und wirkt depressiven Verstimmungen entgegen. Es wird diesbezüglich auch gerne in der **Kinderheilkunde** eingesetzt.

Die Blütenessenz der Latschenkiefer spendet hellstes Licht und vertreibt dunkle Gedanken, sie vermittelt uns unsere Lebensaufgabe, die auch die unserer Ahnen war.

Eine Räucherung bringt uns dem Auftrag unserer Ahnenfamilie näher. Sie klärt Widerstände, räumt auf und hilft, uns nicht zur Seite schieben zu lassen. Der Latschenrauch gibt uns Halt, Lebenswärme und füllt unsere mangelnde Lebensfreude auf.

Die Latsche wirkt:

» **Ätherisches Latschenkieferöl** wird durch Dampfdestillation aus frischen Nadeln gewonnen und findet für Einreibungen bei rheumatischen und neuralgischen Schmerzen Verwendung. Latschenkieferöl fördert die Durchblutung, als Inhalation ist es hilfreich bei Erkrankungen der oberen Luftwege.

» Eine **Zapfensalbe oder eine Tinktur** der Latsche hilft bei Gelenkschmerzen, Rheuma, Rückenschmerzen, steifem Genick, Muskelkater, Muskelzerrungen, Verstauchung oder einer Bänderzerrung.

» In ein Leinensäckchen eingenähte **Latschenholzspäne**, unter den Polster gelegt, öffnet eine *klare Verbindung zu den Ahnen* und wirkt *kraftspendend*. Kraft-Amulette werden aus Latschen-Kiefernholz hergestellt!

Als Drechsler- und Schnitzholz sind die Stämme und Äste der Latschenkiefer verwertbar, da sie nicht dick werden, sowie für einfache Möbel, als Hobelware im Innen- und Außen- und im Fensterbau.

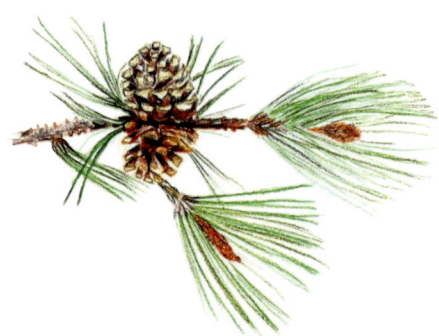

Latschenkaramell-Hustenbonbons

- frische Latschennadeln
- ca. 6 EL Zucker (Bio-Rübenzucker oder Rohrzucker)
- 20 g Butter

» Ganz frische Latschennadeln so fein wie es nur geht schneiden und mit dem Zucker nochmals zusammen verhechseln, sodass grüner Zucker entsteht.

» Nun wird die Butter in einer Pfanne zerlassen und der Latschenzucker hinzugefügt.

» Bei guter Hitze, ständiger Beobachtung und hin und wieder Umrühren wird das Zuckergemisch flüssig.

» Wenn es eine leichte Verfärbung bekommt und sich der Zucker aufgelöst hat, wird das Latschenkaramell auf eine Backfolie geleert, am besten auf einem Holzbrett.

» Sobald die Zuckermasse nicht mehr flüssig, aber auch noch nicht ganz fest ist, kann man die Zuckerln in kleine Stücke schneiden.

Tipp: Man kann auch 1 EL Zucker durch ½ EL Fichtenhonig ersetzen.

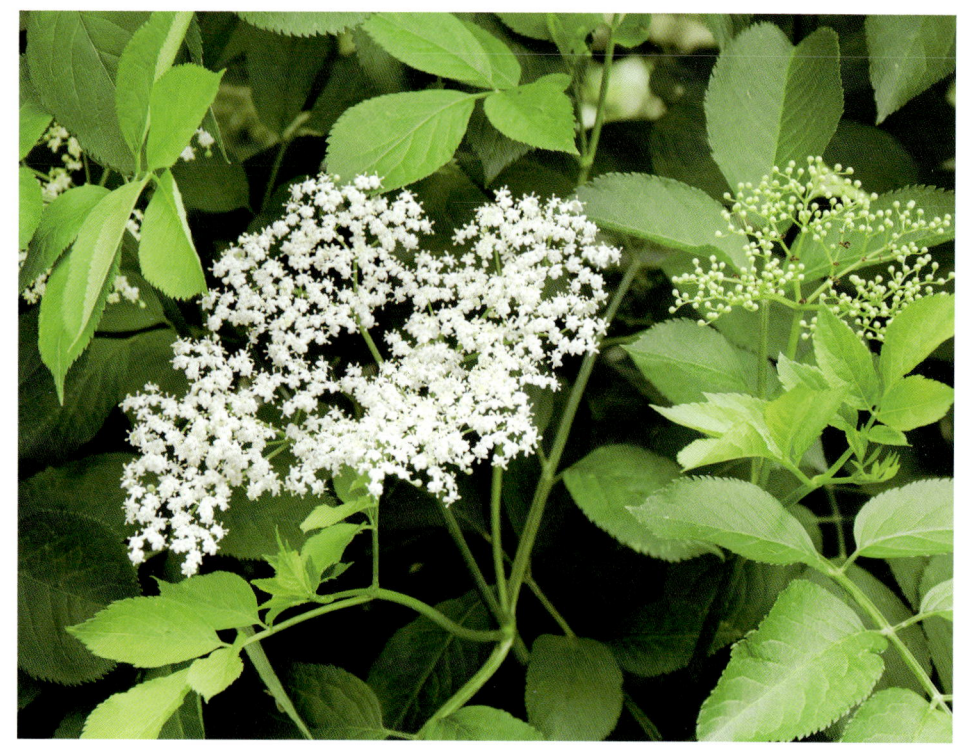

19. Schwarzer Holunder

Sambucus nigra L.,
Familie der Moschuskrautgewächse – Adoxaceae

„Rinde, Wurzel, Blatt und Blüte – jeder Teil ist Kraft und Güte", heißt es im Volksmund. Das sagt schon viel über die umfangreiche Urkraft des Holunders aus. Er ist ein Schwellenbaum zum Eingang in die *Anderswelt*, Sender und Empfänger zugleich. Vor dem Holunder musste man den Hut ziehen und hatte man ein *Fieber*, übergab man es dem Holunder, der die negative

Schwingung an das Wasser weiterreichte, das diese Schwingung dann gewandelt abführte.

Wie die Eiche kann der Holunder Feldveränderungen bewirken und schafft Störungsfreiheit hinter sich. Wohl deshalb wurde er früher als schützender Geist um Hof und Scheune gepflanzt.

Der Name Holunder leitet sich möglicherweise aus der nordischen Mythologie ab, wo der Strauch Sitz der Göttin *Holder* oder *Holla*, der Beschützerin von Haus und Hof, war. Sie lieferte das Vorbild für Grimms Märchenfigur Frau Holle. Das Gold, das Frau Holle ausschüttelt, sind die weißen Blütensternchen, das Pech sind dann die reifen, schwarzen Beeren des Schwarzen Holunder.

Der Holunderstrauch erreicht eine maximale Wuchshöhe von 7 Metern und ein Alter von etwa bis zu 30 Jahren.

> *Der Schwarze Holunder entstaubt unsere schon längst nicht mehr benötigten Energien, neutralisiert sie und umhüllt uns mit Schutz und Strahlkraft.*

Inhaltsstoffe:

Früchte: Fruchtsäuren, besonders Vitamin C, Mineralstoffe, Enzyme, Gerbstoffe, Zucker

Blätter und Rinde: Sambucucin, Gerbstoffe, Bitterstoffe, ätherische Öle, Harze, Flavonoide, organische Säuren, Schleimstoffe, Gerbstoffe und schweißtreibende Glykoside

Holler hat eine allgemein abwehrstärkende Wirkung auf unser Immunsystem und ist stoffwechselanregend. Weiters besitzt der Holunder schweißtreibende, schleimausleitende, fiebersenkende sowie wasser- und harntreibende, blut- und systemreinigende Eigenschaften. Er gilt als beruhigend und blockadenauflösend und steigert die Sauerstoffversorgung im Blut, wirkt blutbildend, abwehrstärkend und antiviral.

GEMMOTHERAPIE:
„Die zwischen Polaritäten vermittelnde Knospe"

Das Schwarze-Holunder-Gemmomazerat *Sambucus nigra* ist vielfältig und hat eine ausgesprochen entgiftende und stärkende Wirkung. Es regt das Immun- und Stoffwechselsystem an.

In der **Gemmotherapie für Kinderheilkunde** wird das Mazerat bei emotionaler Vernachlässigung, schwierigen familiären Situationen, Gewalt in der Familie etc. eingesetzt. Es unterstützt den (Über-)Lebenswillen.

Die Blütenessenz reinigt unser System, schenkt Überblick und Klarheit und lässt uns Wichtiges von Unwichtigem unterscheiden. Der Schwarze Holunder *Sambucus nigra* hilft uns, alle verworrenen Teile des Lebensnetzes zu entwirren und es mit Zuversicht meisterhaft weiterzuweben.

Eine Holunder-Räucherung aus dem weichen Mark gibt innerste Weisheit aus der Tiefe und lebendigstes Wissen frei. Die getrockneten Holunder-Triebspitzen schenken uns durch eine Räucherung eine hohe Regenerationsfähigkeit.

Der Holunder wirkt:

» **Blüten** finden Verwendung für Tee, Sirup, Öl, Salbe, Creme und Hydrolate bei fiebrigen Erkältungen, zur Immunstärke, zur Blutreinigung, als Schwitztee.
» Die **Früchte** entsaftet, gekocht und getrocknet, werden zur allgemeinen Stärkung, bei grippalen Infekten, Grippe, Durchfall, Rheuma und zur Unterstützung des Immunsystems gereicht.
» Der **Tee aus Rinde und Wurzel** hilft bei Muskel- und Gelenkrheumatismus, Ödemen und Blasenleiden.

In der Küche gibt es verschiedenste schmackhafte Verwendungsmöglichkeiten.

» Die **Blütenknospen** können wie Kapern eingelegt werden.
» Aus den **Holunderblüten** werden Sirup, Limonade, Sekt, Likör, Zucker, Essig, Gelee und vielerlei Süßspeisen gezaubert.
» Die **getrockneten Blüten** verwendet man für Tee und Brot.
» Die **frischen Früchte** werden zu Saft, Sirup, Marmelade, Likör, Mus, Fruchtleder und vielem mehr verwendet.
» Die **getrockneten Früchte** werden in Müsli, Brot und Gebäck eingearbeitet.

Vorsicht beim Schwarzen Holunder *Sambucus nigra*!
In allen grünen Pflanzenteilen und auch in den Samen der reifen Früchte sind leicht giftige Stoffe enthalten, die zu Übelkeit und Erbrechen führen können. Durch Erhitzen oder durch Trocknen der Pflanzenteile werden sie unschädlich gemacht.

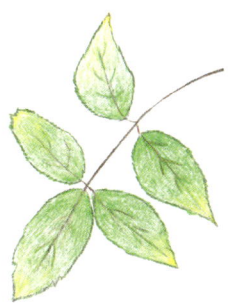
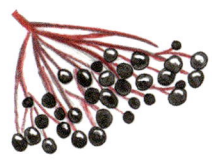

Durch Erhitzen oder Trocknen der Pflanzenteile werden die leicht giftigen Stoffe unschädlich gemacht.

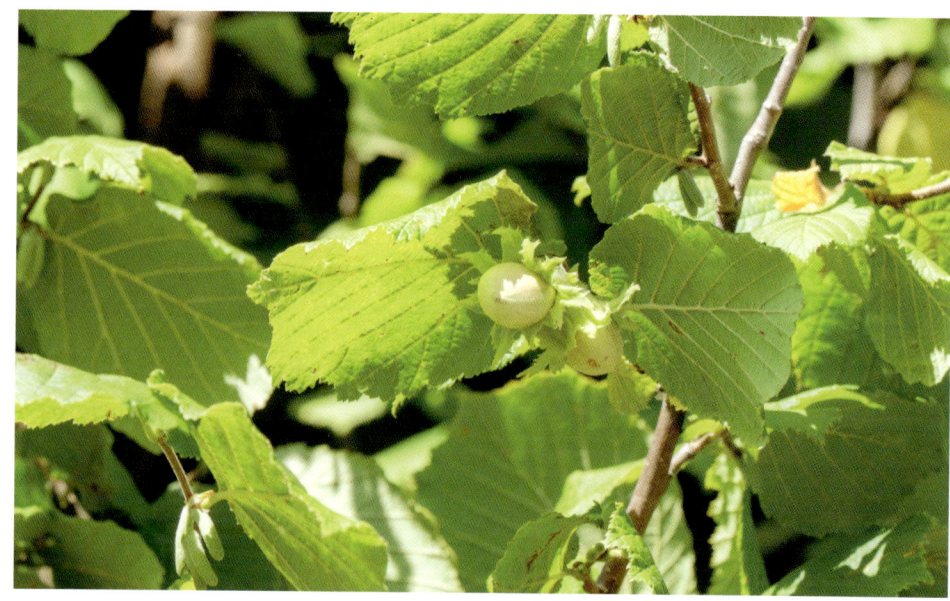

20. Gewöhnliche Hasel

Corylus avellana L.,
Familie der Birkengewächse – Betulaceae

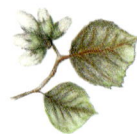

Die Hasel ist bei uns gebietsweise häufig anzutreffen, fühlt sich bis zu 1500 Meter Seehöhe noch wohl und erreicht ein maximales Alter von 100 Jahren. Nach neun Jahren trägt sie zum ersten Mal Früchte. Die Hasel liebt Wasser, wenn sie besonders kräftig wächst, könnte es sein, dass sie über einer Wasserader steht.

Hexenbesen, Wünschelrute, Zauberstäbe wurden aus dem Haselholz gemacht, es lässt sich vielleicht schon deshalb erahnen, dass die Hasel besondere Kräfte besitzt.

„ Unter Haselsträuchern kann man mit freundlichen und gutgesinnten Naturgeistern in Verbindung treten. Die Urkraft der Hasel ist fröhlich und

gemeinschaftsliebend, sie lädt ihre Gäste mit Inspiration und Heiterkeit auf und regt zu einem flinken, beweglichen Geist an.

Inhaltsstoffe: ungesättigte Fettsäuren, 12 % Eiweiß, Kohlenhydrate, ätherisches Öl, Flavonoide, Gerbstoffe, Harze, Phytohormone, Vitamine A, B, B2, C, Mineralstoffe (Kalzium, Eisen, Magnesium, Kalium, Phosphor), Betulin in Rinde und Wurzel

Die Hasel wirkt adstringierend, blutstillend und -reinigend, desinfizierend und fiebersenkend, aphrodisierend und nährend. Sie stärkt unser Gedächtnis sowie den Kreislauf und regt den Stoffwechsel an. Weiters gilt sie als haut- und hustenheilend und nervenberuhigend.

GEMMOTHERAPIE:
„Die wegbereitende und abschirmende Knospe"
Die Haselknospe hat eine regulierende Wirkung auf Lunge, Leber, das Knochenmark, auf den Stoffwechsel und das blutbildende System. Sie regt die Blutbildung an, ist ein gutes Drainagemittel für die Lungen, bei Asthma und bei chronischen Lungenerkrankungen.

In der **Gemmotherapie für Kinderheilkunde** wird das Gemmomazerat auch unter anderem bei Schlafschwierigkeiten, Anpassungsschwierigkeiten, Schulkopfschmerzen, ausgeprägter Sensitivität und depressiven Verstimmungen gereicht.

DIE Haselnuss-Blütenessenz verbindet uns mit der Urmutter, fördert unsere Fähigkeit, Weisheit zu empfangen und auch weiterzugeben. Sie macht uns konzentriert, verjüngt und öffnet den Geist und bringt uns die spielerische Leichtigkeit der Kindheit zurück.

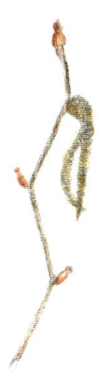

Die Hasel wirkt:

» Unsere Intuition und Feinfühligkeit wird durch eine **Haselnussräucherung** aus Kätzchen, Rinde, Blättern und Holz gestärkt. Leichtigkeit und Freude kehren zurück und Überspannung wird abgeleitet.

» **Haselkätzchen-Tee** wirkt stoffwechselanregend, blutreinigend und lindert Husten.

» **Tee aus Blättern und Rinde** ist hilfreich bei Leber- und Gallenleiden.

» Eine **Abkochung aus Blättern und Rinde** dient für Umschläge bei Problemen mit Venen und Krampfadern.

» Das **Haselnussöl** kann bei gereizter, entzündlicher Haut verwendet werden.

Kulinarische Köstlichkeiten aus den Haselnüssen in Brot, in der Dessertküche bis zu verschiedenen Bäckereien sind kaum aus unserer Küche wegzudenken. Auch im Studentenfutter sind Haselnüsse ein fixer Bestandteil der Gehirnnahrung. Das Haselnussöl findet in der Küche seine Anerkennung und wird zum Verfeinern delikater Speisen verwendet.

Anleitung, wie man einen Knotenstock macht

» Wer warten kann und im Garten oder im Wald Haselnusssträucher kennt oder hat, sucht sich eine schöne Gerte. Schneidet sie ein bisschen zurecht und umwickelt sie mit einem Draht.

» Die Umwicklung soll dann 2–5 Jahre einwachsen, erst dann ist es möglich, einen wunderschönen, gerade gewachsenen und astfreien Knotenstock zu ernten.

Einen wunderschönen Wanderstock, der einen viele Jahre durchs Leben begleiten kann.

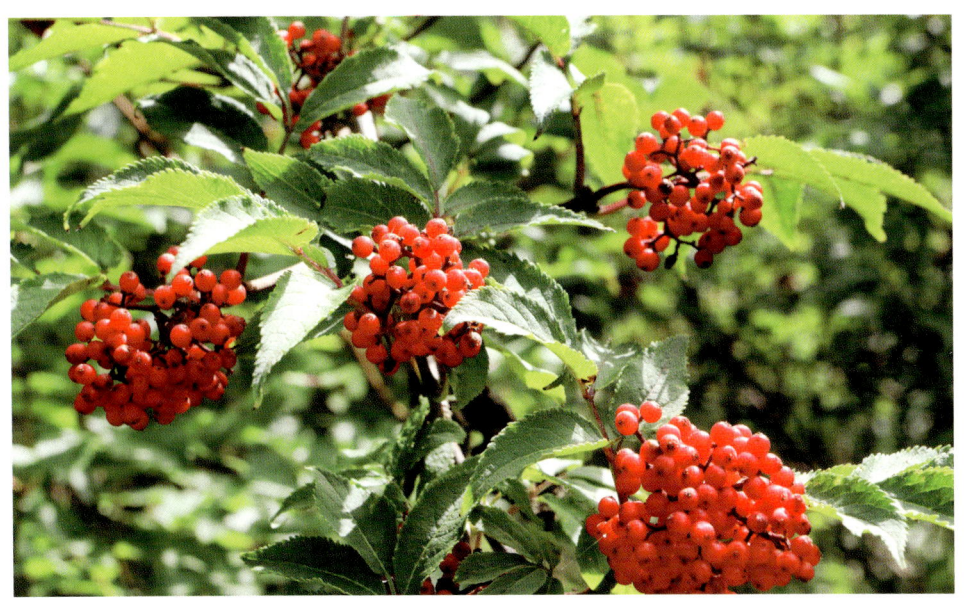

21. Roter Holunder

Sambucus racemosa L.,
Familie der Moschuskrautgewächse – Adoxaceae

Der Rote Holunder ist ein breitbuschiger Strauch, der bis zu 4 Meter hoch werden kann und häufiger in alpinen Gegenden auftritt. Der Hirsch- oder auch Trauben-Holunder ist der schönste unter den drei Holunderarten. Allerdings enthält er in den Samen schleimhautreizende Stoffe, die in größeren Mengen Erbrechen und Durchfall erzeugen können. Bei der Herstellung von Saft und Marmeladen ist es unbedingt notwendig, die Beeren zu erhitzen und dann durch Passieren die Samen zu entfernen. Sollte man unsicher sein, ob man einen Roten Holunder vor sich hat, kann man ein Ästchen abschneiden. Ist das Mark weiß, handelt es sich um Schwarzen Holunder und ist das Mark gelbbraun, hat man den Roten Holunder vor sich.

Im Frühling locken große Blütenrispen mit weißgrünen Blüten die Insekten und im Spätsommer die roten Beeren viele Vögel an. Die Blütenrispen sind aufgrund der Farbe in der Größe nun auch deutlich vom Schwarzen Holunder zu unterscheiden.

Inhaltsstoffe: Carotinoide, Chelerythrin, Chlorogensäure, Gerbstoffe, Invertzucker, Pektin, Sambunigrin, Vitamin B1, Vitamin C

Der Rote Holunder wirkt stärkend auf unser Immunsystem, blutreinigend sowie entzündungshemmend und hat fiebersenkende und schweißtreibende sowie leicht abführende Eigenschaften.

» Der **Tee aus den getrockneten Blüten** wirkt fiebersenkend, harn- und schweißtreibend. Wird er noch gut heiß in kleinen Schlucken getrunken, erhält man die volle Wirkung.
» Die **Wurzeln** wirken entzündungshemmend und helfen gegen Warzen, ich würde dafür eine Tinktur ansetzen und sie als Umschlag auf die betroffene Stelle auflegen.
» Die **Beeren**, roh verzehrt, wirken abführend, verursachen Brechreiz und können auch für diesen Zweck verwendet werden, allerdings sollte man unbedingt auf die Dosierung achten. Bei Kindern auf diese Anwendung verzichten!
» Der **Saft** des Hirsch-Holunders ist eine Vitamin-C-Bombe und wird bei diesbezüglichem Mangel getrunken, bei größeren Mengen kann dieser auch abführend wirken.
» **Gelee** von Rotem Holunder ist eine Köstlichkeit, die bei uns noch hergestellt wird, die mühevolle Arbeit lohnt sich auf alle Fälle. Interessant finde ich, dass die Samen des Roten Holunder sehr ölhaltig sind und sich das Öl beim Kochen absondert. Dieses kann zum Braten oder Backen verwendet werden. Ich denke, es ist allemal einen Versuch wert, es zu probieren.

Roter Holundersaft

- 1 kg Beeren
- 2–3 Äpfel oder Birnen, je nach Geschmack
- ½ l Wasser
- 150 g Biozucker

» Die Beeren mit den in Stücke geschnittenen Äpfeln oder Birnen in einen Topf geben, mit Wasser übergießen und mindestens 10 Minuten köcheln lassen.

» Durch ein Sieb streichen, wieder zurück in den Topf geben und zusammen mit dem Biozucker noch einmal ca. 5 Minuten kochen lassen.

» Heiß in Flaschen füllen und verschließen.

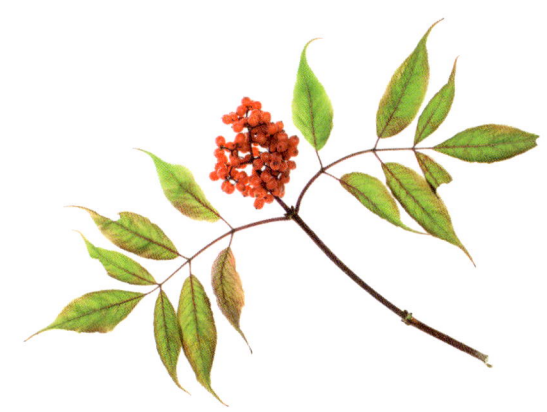

Das Mark vom Roten Holunder ist gelbbraun.

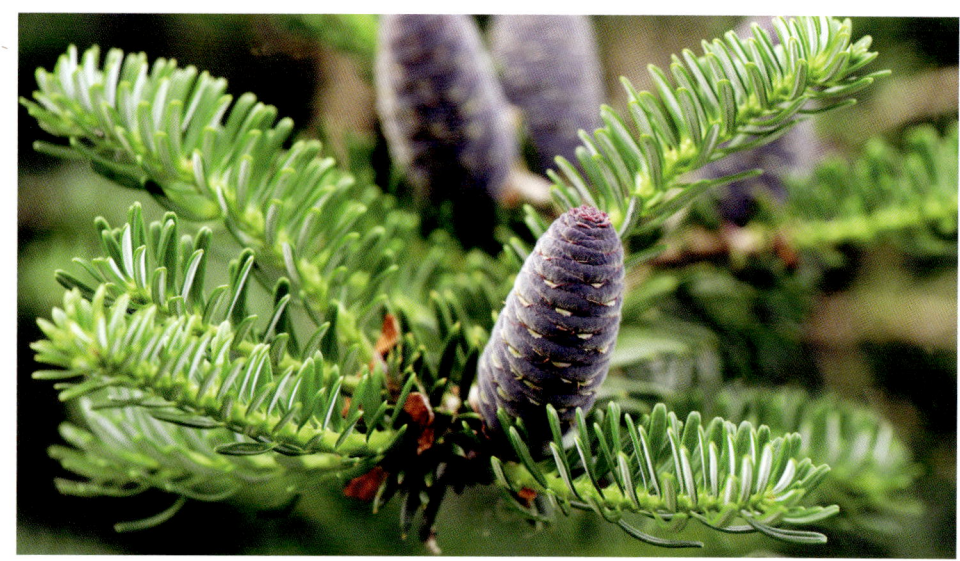

22. Tanne

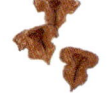 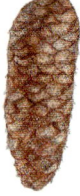

Abies Mill.,
Familie der Piniengewächse – Pinaceae

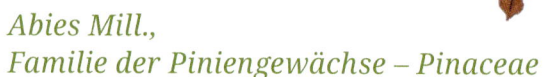

Die Tanne ist als *Baum des Lichts* ein Symbol für Ausdauer und Geradlinigkeit und kann bis zu 60 Meter hoch und 800 Jahre alt werden. Sie ist der höchste heimische Nadelbaum und gilt als Königin des Waldes.

Von alters her waren immergrüne Bäume ein wichtiger Bestandteil der Mittwinterzeremonien. Diese Tradition verschwand im christlichen Europa für lange Zeit. Im 18. Jahrhundert wurde sie in Form des Christbaumes in Deutschland wieder belebt und hat sich über die gesamte christliche Welt ausgedehnt. Das Weihnachtsbäumchen ist fast nicht mehr wegzudenken, der balsamische Duft nach Tannenharz in den Stuben, mit Äpfeln und Nüssen behängte Zweige, das kann nur ein Leuchten in die Augen der Kinder bringen.

Die Tanne ist mit der Fichte eng verwandt und viele Heilanwendungen sind beinahe ident. Dennoch sind beide verschieden in der Urkraft, im Wesen und auch in der Erscheinung.

Der markanteste sichtliche Unterschied sind die Tannenzapfen, sie stehen wie Weihnachtskerzen am Baum, die Zapfen der Fichte hingegen hängen. Tannen haben Pfahlwurzeln, sie sind mächtig und erhaben mit festem Stand und tief verwurzelt. Die Fichte ist hingegen ein typischer Flachwurzler, in Monokulturen führt es bei heftigen Stürmen meist zu Problemen: Der Wind wirft die Bäume samt Wurzel einfach um.

> *Die Urkraft der Tanne ist stark klärend, sie filtert und zieht negative Energien, Depressionen, Traurigkeit und belastenden Stress aus dem Körper. Ein Besuch bei der Tanne aktiviert und richtet auf.*

Inhaltsstoffe: Monoterpene 80–90 %, Ester, Sesquiterpene, ätherisches Öl, Flavonoide, Chinasäure, Wachs, Vitamin C

Die Tanne besitzt entschleimende und auswurffördernde Kräfte auf unser Atmungsorgan. Sie wirkt antibakteriell, antimykotisch, antiviral, antioxidativ sowie entzündungshemmend, ebenso erwärmend, durchblutungsfördernd und milzstärkend.

GEMMOTHERAPIE:
„Die Beständigkeit vermittelnde Knospe"

Das Gemmomazerat der Weißtanne *Abies alba* wird überwiegend bei Kindern eingesetzt. Es ist ein gutes Mittel für die körperliche Wachstumsphase, ausbleibendes Zahnwachstum und hat eine mineralisierende Wirkung auf das Knochensystem. Es stärkt den Atemtrakt, wirkt schleimlösend und ist ein gutes Tonikum für Kinder und Pubertierende. Das Mazerat besitzt eine karieshemmende Eigenschaft.

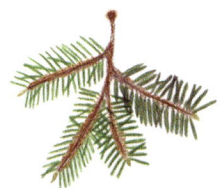

Der Knospenansatz stärkt das Selbstbewusstsein und wird vor allem Kindern bei Minderwertigkeitsgefühlen, seelischer Abkapselung, Durchsetzungsschwäche, Beschwerden nach Trennung der Eltern oder von wichtigen Bezugspersonen gereicht.

Die Tanne wirkt:

Der hohe Gehalt an Harz und ätherischen Ölen besonders in den Triebspitzen macht Piniengewächse sehr heilkräftig. Für die Behandlung von Husten, Verkühlungen und diversen Atemwegsinfektionen, Gicht und Rheumatismus wird die Tanne *Abies* sehr gerne eingesetzt.

» Ein paar **Tannenzweige** in das Zimmer gelegt, lassen den Raum duften und wirken wohltuend auf unsere Atmung.

» Tannenzweige, zerkleinert und aufgekocht, ergeben einen wunderbaren **Sud** für ein Erkältungsbad.

» **Tannentee** ergibt eine wohltuende Inhalation.

» **Zapfensalbe** ist mild und findet als Brustbalsam bei Verkühlungen gerne Verwendung.

» Eine **Harzsalbe** bringt bei Gicht und Rheuma den gewünschten Erfolg.

Tannenholz findet wie das Fichtenholz Verwendung als Bauholz.

Im Musikinstrumentenbau dient es als Resonanzholz tief gestimmter Saiteninstrumente.

Rezept von Kräuterpfarrer Weidinger zur Heilung von Lungenleiden und Bronchitis

» Einige grüne Tannenzapfen werden geschnitten und zugedeckt ca. 10 Minuten gekocht. (3 Zapfen auf ½ Liter Wasser)

» Den Absud durchseihen und drei Mal täglich damit gurgeln.

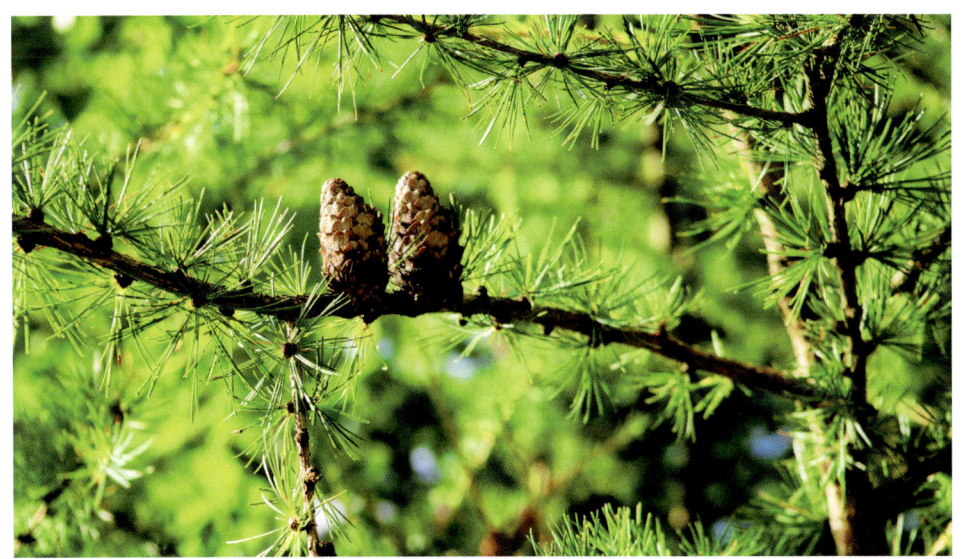

23. Europäische Lärche

Larix decidua Mill.,
Familie der Piniengewächse – Pinaceae

Im Lärchenwald ist es niemals dunkel, denn der Baum braucht zu seiner vollen Entfaltung Licht. Die Lärche kann bis zu 40 Meter hoch und bis zu 300 Jahre alt werden.

Zusammen mit Kiefer, Erle, Birke, Zitterpappel und Eiche gehört sie zu unseren heimischen Lichtbaumarten, Buche und Tanne hingegen führen lieber ein Schattendasein. Die Lärche liebt neben Licht noch die Höhe, die schönsten Lärchenwälder wachsen in den Höhenlagen der Alpen.

> *Als einziger Nadelbaum, der im Winter seine Nadeln verliert und im Frühjahr wieder neues Grün austreibt, ist die Lärche das Symbol des glücklichen Neubeginns. Sie verkörpert Leichtigkeit und*

Selbstvertrauen und nimmt innerlich verhärteten Menschen durch ihre Begegnung Druck, löst gestaute Energien und wirkt dadurch befreiend.

Inhaltsstoffe: ätherisches Öl, Bernsteinsäure, Terpentine, Harze, Bitterstoffe, Flavonoide

Wie alle Piniengewächse hat die Lärche eine lungen- und bronchienstärkende Wirkung auf unser Atmungsorgan, ist durchblutungsfördernd, erwärmend, entspannend und schleimlösend. Sie gilt auch als aufbauend, wirkt antirheumatisch, harnwegsdesinfizierend und wurmtreibend. Speziell das Lärchenharz hat eine entzündungswidrige, desinfizierende, wundheilende und schmerzlindernde Wirkung.

In der **GEMMOTHERAPIE** wird das Lärchenmazerat als Gefäßtonikum, zu Stärkung des Bindegewebes und als Radikalfänger eingesetzt.[6] Es wird weiters bei nachlassendem Gedächtnis, Demenz und nachlassendem Hörvermögen eingesetzt.[7]

Die Bachblütenessenz *Nr. 19 Larch/Lärche* wirkt stärkend auf das Selbstvertrauen, inspirierend, die Kreativität steigernd und gegen Minderwertigkeitsgefühle. Sie bringt Licht in die Gedanken und ins Herz und macht die Atmung frei.

Die Lärche wirkt:

» Das *Lärchpech* (Lärchenharz) gehört zu den begehrtesten Heilmitteln aus der pflanzlichen Apotheke und findet hauptsächlich in der Salbenherstellung Verwendung. Harzsalben haben eine uralte Tradition und wurden schon in der Steinzeit angewandt. Eine Lärchenharzsalbe hilft bei rheumatischen Schmerzen, Hexenschuss und Neuralgien. Als Wundsalbe beschleunigt sie den Heilvorgang, wirkt desinfizierend und zieht Eiter aus.

» Die **Lärchentriebe** schmecken frisch und saftig, eingearbeitet in Butter oder in den Salat ergeben sie einen frischen Geschmack. In Zucker, als Sirup – die Lärche ist wohlschmeckend und verfeinert Speisen.

» Frische **Lärchenzapfen**, in Alkohol angesetzt und mit Kandiszucker gesüßt, ergeben ein delikates *Lärchenschnapserl*.

Das Holz der Lärche ist das widerstandsfähigste und dauerhafteste unter den heimischen Nadelhölzern. Almhütten und alte Holzgebäude aus längst vergangen Zeiten halten dank seiner Tragfähigkeit und Festigkeit und seiner schweren Entflammbarkeit teilweis seit Jahrhunderten.

Das Holz wird für Zaunpfähle, im Brückenbau, im Bootsbau, im Möbelbau sowie für Vertäfelungen im Innen- und Außenbau verwendet. Die Lärche hat einen rötlichen Schimmer, der mit den Jahren auch noch nachdunkelt. Unbehandeltes Holz im Außenbau wird grau.

Lärchenschnapserl

- 4 frische Lärchenzweige
- 4 grüne Lärchenzapfen
- 120 g weißer Kandis
- 1 l Korn (mindestens 38 % Alkohol)

Tipp: Je länger das Lärcherl steht, umso besser wird das Aroma!

» Nach dem Nadelaustrieb bildet die Lärche Zäpfchen. Zu dem Zeitpunkt werden die 4 Zweige mit den Zäpfchen geerntet.

» In ein großes Ansatzglas die Zweige samt Zapfen geben und mit Korn aufgießen, den Kandiszucker dazu und verschließen.

» Mindestens 10–12 Wochen an einen sonnigen Platz stellen und hin und wieder das Ansatzglas schwenken.

» Abseihen und genießen.

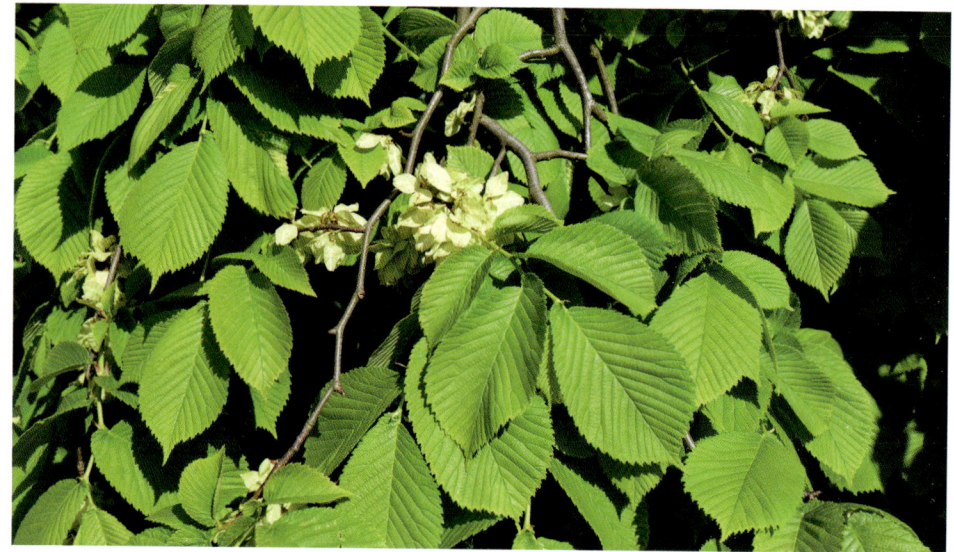

24. Bergulme

Ulmus glabra Huds.,
Familie der Ulmengewächse – Ulmaceae

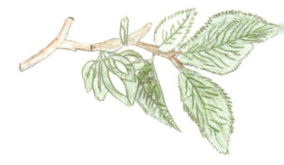

Die Ulme ist ein eindrucksvoller Baum. Im Frühjahr kann er es kaum erwarten, seine Blüten drängen, sobald es ein bisschen wärmer wird, zur Entwicklung. Die unscheinbaren Blüten in Form von kleinen, grünlichen Büscheln erreichen als Flügelnüsse bereits die Fruchtreife, bevor die ersten Blätter austreiben, und fallen nach einiger Zeit schließlich in Form von kleinen braunen Tellerchen zu Boden.

Seit den 1920er-Jahren macht ein aus Asien eingeschleppter Schlauchpilz der bis zu 40 Meter hoch und 500 Jahre alt werdenden Ulme das Leben schwer. Es verschwanden seitdem fast 90 % des Ulmenbestandes. Der Schlauchpilz wird vom Ulmensplintkäfer übertragen, unterbricht die Versorgungskanäle des Baumes und verhindert somit die Wasserzufuhr, schließlich stirbt die Ulme ab und vertrocknet.

> *Ihre luftig-leichte, lösende und kommunikative Ur-kraft hilft Menschen, die fest im Leben stehen und mit Freude Verantwortung übernehmen, sich manchmal aber zu viel zumuten.*
> *Die Ulme gibt uns Kraft und Zuversicht in der Zeit der Erschöpfung und hilft uns, uns wieder aufzurichten.*
> *Sie ist ein Baum der klaren Kommunikation und Geradlinigkeit und unterstützt uns dabei, Dinge auch besser anzusprechen. Man sagt der Ulme nach, sie sei ein gerne genutzter Aufenthaltsort der Elfen. Ein Besuch bei einer Ulme lohnt sich auf alle Fälle.*

Inhaltsstoffe: Bitterstoffe, Schleimstoffe, Gerbstoffe, Kiesel-säure, Kalium

Die Ulme hat entzündungshemmende, wundheilende und hautheilende Eigenschaften. Sie wirkt zusammenziehend, blut-stillend und harn- sowie schweißtreibend und hat eine verdau-ungsfördernde, magenberuhigende, entschlackende und entsäu-ernde Wirkung.

GEMMOTHERAPIE:
„Die sensible und kommunikative Knospe"

Das Feldulmenmazerat *Ulmus minor* hat einen regulierenden Einfluss auf die Haut und Schleimhaut, regt Leberfunktion und Stoffwechsel an, reguliert die Talgdrüsentätigkeit der Haut und leitet überschüssige Säuren aus. Die Feldulme hilft Menschen, die aus Überforderungssituationen heraus wieder Kraft für die eigene Leistungsfähigkeit benötigen. Die Ulme ist ebenfalls förderlich bei Wortfindungsschwierigkeiten.

In der **Gemmotherapie für Kinderheilkunde** hilft das Mazerat, wenn das Kind sich unwohl in der Gemeinschaft fühlt, es stärkt die Kommunikations- und Empathiefähigkeit und ist eine gute Unterstützung vor einem Referat oder einem Auftritt.

Die Bachblütenessenz *Nr. 11. Elm/Ulme* (der großen Aufgabe gewachsen) hilft Menschen, die sich manchmal zu viel zumuten und dann ausgelaugt und völlig erschöpft sind. Die Ulme gibt Zuversicht, wieder neue Kraft zu finden und die wahren Prioritäten der Dinge wiederherzustellen.

Die Ulme wirkt:

» Eine **Ulmenräucherung** schickt uns auf die Reise mit Luftgeistern und öffnet die Verbindungstüren zu Naturwesen. Das Ulmenholz wird auch *Elfenholz* genannt und gibt diesbezüglich einen deutlichen Hinweis.
» In der **Heilkunde** werden die Blätter für Tee, Tinkturen oder Ölauszüge bei Entzündungen von Magen-, Darm-, Mund- und Rachenschleimhaut, bei Hauterkrankungen, zur Wundbehandlung und auch bei Durchfall verwendet.

Sie ist ein guter Speiselaubbaum:

» **Blätter** werden getrocknet und zermahlen oder frisch in Suppen, Saucen und Brot verwendet.
» **Junge Blätter** kann man in alle erdenklichen Speisen einbauen, roh, gekocht, gedünstet und gebraten.
» Die **frischen Früchte** ergänzen mit ihrem milden Geschmack die Rohkostküche.
» Die **Ulmenfrüchte**, getrocknet und zermahlen, kann man wunderbar als Mehlersatz verwenden.

Das Holz der Ulme, im Volksmund auch *Elfenholz* oder in der Zimmerersprache auch *Rüster* genannt, wächst doppelt so schnell wie Eichenholz, ist ebenso hart und dauerhaft, aber zäher und reißt leicht nach der Verarbeitung. Dank ihrer wunderschönen Maserung gehört das Ulmenholz zu den schönsten Möbelhölzern. Durch ihre Dauerhaftigkeit wird die Ulme gerne für Brunntröge und Wasserräder verwendet.

Ulmenfrüchte-Wurzelbrot

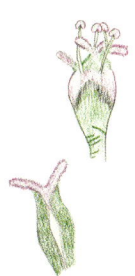

- 1–2 Handvoll frisch gehackte Ulmenfrüchte
- 500 g Dinkelmehl
- 100 g Roggenmehl
- 20 g Salz
- 20 g frische Germ
- 1 TL Honig
- 400 g lauwarmes Wasser

» Alle Zutaten gut miteinander zu einem weichen Teig verkneten und zugedeckt 1 Stunde warm gehen lassen.

» Danach den Teig in zwei längliche Stücke teilen und jedes Stück vorsichtig eindrehen – NICHT mehr kneten, mit Wasser besprühen und nochmals für 10 Minuten gehen lassen.

» Das Brot im vorgeheizten Backofen bei 240 °C backen.

» Nach 15 Minuten auf 220 °C reduzieren und nochmals 10 Minuten fertigbacken.

» Die gesamte Backzeit beträgt ungefähr 25 Minuten.

Lasst es euch schmecken!

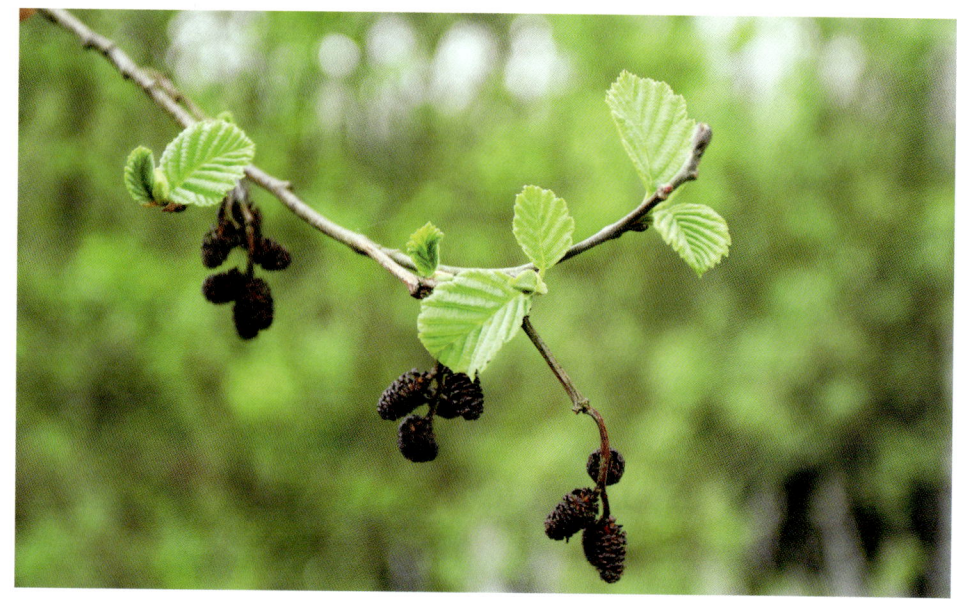

25. Erle

Schwarzerle – Alnus glutinosa,
Grauerle – Alnus incana,
Familie der Birkengewächse – Betulaceae

Die Erle wird bis zu 25 Meter hoch und maximal 100 bis 200 Jahre alt. Die Grauerle ist von der Schwarzerle leicht durch die Blattform zu unterscheiden. Die Grauerlenblätter bilden eine Spitze am Ende des Blattes, die Schwarzerle hingegen hat deutlich abgerundete Blätter.

„Dass Bäume bluten, wenn man sie fällt", diese Sage entstand mit hoher Wahrscheinlichkeit aus einer Erle. Der rote Erlensaft fließt beim Fällen des Baumes. Und wir halten inne und denken im Stillen, wie es jedem Baum ergehen muss, der gefällt wird. Wir müssen achtsam sein gegenüber den stummen Bäumen und Pflanzen, die uns doch so viel zu sagen haben.

Es empfiehlt sich, bei Müdigkeit und Nieder-geschlagenheit eine Erle aufzusuchen. Erlenkraft verbindet uns mit den Urkräften der Erde und gibt uns Frische, Munterkeit und die Leichtigkeit, uns dem luftigen Element anzuvertrauen. „Die Erle lässt uns das Wesentliche erkennen, baut Stress, Nervosität und Angst ab und stärkt unsere Lebensenergie."

Inhaltsstoffe: Gerbstoffe (Tannine), Alnulin, ätherisches Öl, Fette, Harnsäure, Emodin, Flavonoide, Mineralstoffe, Glutinal, Vitamine

Die Erle hat eine entzündungswidrige, adstringierende und antibakterielle Wirkung, sie regt die Leber und die Galle an und wirkt tonisierend auf unseren Organismus.

Weitere Eigenschaften sind: kühlend, fiebersenkend, blutstillend, magenheilend und leicht abführend.

GEMMOTHERAPIE SCHWARZERLE:
„Die gewebedurchlüftende, durchlichtende Knospe"

Das Schwarzerlenmazerat *Alnus glutinosa* hat eine starke antientzündliche Wirkung auf alle Körpergewebe. Es wird bei akut eitrigen als auch bei chronischen Entzündungen eingesetzt und eignet sich für Körpergewebe mit hohem Feuchtigkeitsanteil wie den Schleimhäuten. Es ist ein gutes Entgiftungsmittel, reguliert das Immunsystem und fördert die Mikrozirkulation im Kopfbereich und stärkt Augen, Ohren und Gehirn.

Die Schwarzerle macht Denken beweglicher und regt Erneuerungs- sowie Erkenntnisprozesse an. Sie hilft, verborgene, verdrängte Persönlichkeitsanteile ins Bewusstsein zu heben und zu reintegrieren.

GEMMOTHERAPIE GRAUERLE:
„Die Knospe bei persönlichen Niederlagen"

Es kann ähnlich wie das Schwarzerlen-Gemmomazerat einge-setzt werden. Ein wesentlicher Unterschied besteht darin, dass es stärker auf Gewebeneubildungen und Abkapselungstendenzen einwirkt und deshalb öfters bei Frauen zum Einsatz kommt. Es stärkt und reguliert die Gewebe der weiblichen Genitalien, der Gebärmutter und der Eierstöcke und wirkt allen Formen von Verhärtungen der weiblichen Brust entgegen. Das Gemmoma-zerat der Grauerle eignet sich zur allgemeinen Vitalisierung, vor allem nach erfolgten Niederlagen.

Die Erlenblütenessenz hilft uns, unter die Oberfläche zu schauen und das Wesentliche zu erkennen. Sie wirkt stress- und angstmindernd und bringt uns Gelassenheit und innere Ruhe.

Eine Erlenräucherung löst die Schwere, fegt Trauer und Mü-digkeit fort und gibt uns Frische, Leichtigkeit und einen guten Energiefluss. Erlenkraft macht uns vertraut mit Erdentiefe und verbindet uns mit der Urkraft der Erde.

Frische Blätter, angemörsert oder zwischen den Händen zer-rieben, helfen bei Hautabschürfungen. Ein Erlenblätteraufguss im Fußbad reduziert Fußschweiß.

Die Erle wirkt:

» **Tee aus Erlenrinde und jungen Blättern** kann bei Darment-leerungen und Durchfällen gute Dienste leisten, sowie auch bei Erkältungen, Fieber und Rheumatismus. Zum Gurgeln verwendet, wirkt er entzündungswidrig im Mund und Ra-chenbereich.

» Bei **trockenen und schuppigen Hautkrankheiten** kann man die Erlenblätter in Säckchen füllen, erhitzen und auflegen und/oder in Öl angesetzte Erlentriebe, Knospen und Blätter verwenden.

- » **Knospen, Blüten und junge, weiche Früchte** können als Gewürz oder in Öl, Essig, Wein oder Likör verwendet werden.
- » Die **jungen Erlenblätter** sind zermahlen ein Mehlersatz oder auch für Kräutersalz und in geringen Mengen für Füllungen und als Gemüse geeignet.
- » Zum **Räuchern/Grillen** von Steaks und Fisch auf Holzbrettchen eignet sich die Erle hervorragend.
- » Zum Gerben von Leder für dauerhaft schwarzes Leder. Die **schwarzen Zäpfchen sowie die Rinde** werden zum Färben von Wolle eingesetzt.

Das Erlenholz gehört zu den Weichholzarten, es ist sehr proteinreich und für jeden Holzwurm ein Leckerbissen, deshalb ist es als Bauholz gänzlich ungeeignet. Erlenholz besitzt aber die Eigenschaft, im Wasser durchaus sehr robust zu sein, deshalb war es für Pfahlbauten, Wasserleitungen und für Mühlen unverzichtbar. Für Kisten und verschiedenste Küchengeräte sowie für Holzschuhe eignet sich das leichte Erlenholz wunderbar.

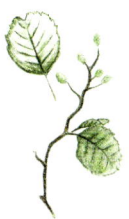
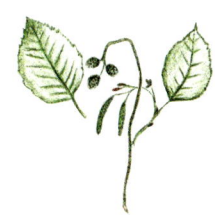

Der feine Unterschied ist leicht zu erkennen!
Die Schwarzerle (links) mit ihren abgerundeten und leicht eingekerbten Blättern ist leicht von der Grauerle (rechts) mit ihrem zu einer Spitze verlaufenden Blattwerk zu unterscheiden.

Erlen-Pesto

- » Einige Kätzchen mit der gleichen Menge Nüsse, etwas Salz und ein wenig Öl im Mörser zerstoßen.

Es schmeckt zu Nudeln oder in Salaten.

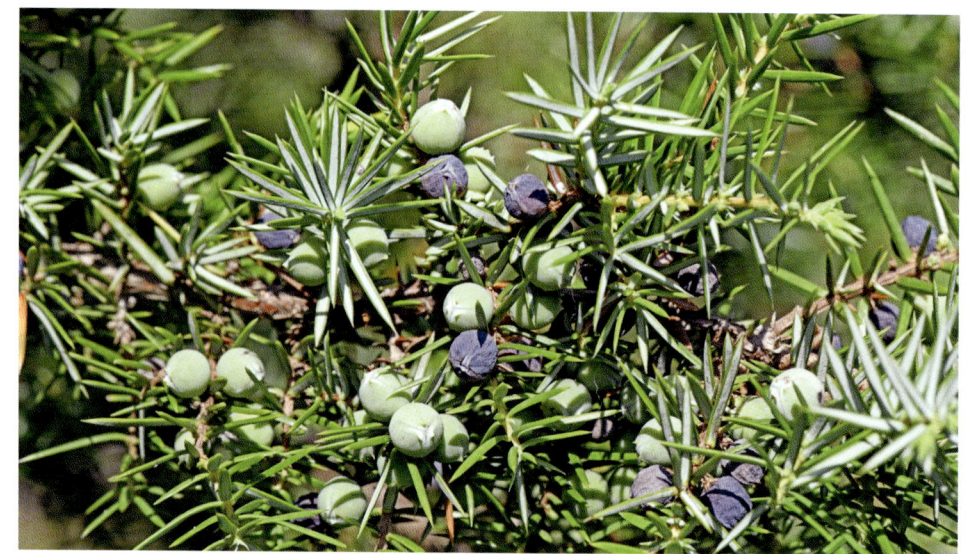

26. Wacholder

Juniperus communis L.,
Familie der Zypressengewächse – Cupressaceae

Der Wacholder umfasst an die 70 Arten weltweit und ist vorwiegend auf der nördlichen Halbkugel zu finden. Bei uns in Österreich ist der *Gewöhnliche Wacholder* und in den Alpen der *Alpenwacholder* am häufigsten, man findet ihn bis zu einer Seehöhe von 2700 Metern, manchmal sogar höher, liegend, kriechend oder stehend. Auf unseren Almen ist der Wacholder gut vertreten, bleibt aber meist ein kleiner Strauch. In niederen Lagen kann er aber als Baum eine Höhe von 9 Metern erreichen, der älteste, den man gefunden hat, war ein 600 Jahre alter Wacholder *Juniperus* in Tadschikistan.

Im Gegensatz zu anderen Nadelbäumen ist er zweihäusig. Erst im dritten Jahr nach der Blüte reifen die Wacholderbeeren und werden schließlich blauschwarz reif.

Der Wacholder gehörte wie die Eibe zu den dunklen Todesbäumen, zu den Schwellenbäumen, allerdings führte er nicht direkt in die Schattenwelt, sondern ließ Seelen der Verstorbenen in sich bergen und unter bestimmten Umständen konnten sie wieder ins Leben zurückkehren.

Seine Urkraft verleiht uns Klarheit und Ausdauer. Der Heilbaum wirkt in die Tiefe, er reinigt, klärt, befreit und beschützt unsere Aura, stärkt unser Wurzelchakra und erhöht unsere Lebenskraft.

Inhaltsstoffe: ätherisches Öl, Flavonoide, Harze, Bitterstoffe, Gerbstoffe, Wachs, Eiweiß, Campher, Pektin, Mineralstoffe, Vitamin C (in den jungen Trieben), Juniperin, Invertzucker (bis zu 33 % in den Früchten)

Seine magenstärkenden, appetit- und nierenanregenden Eigenschaften sowie seine antibakterielle, blutreinigende und entgiftende Wirkung machen den Wacholder zu einem guten Begleiter. Er wirkt weiters blutbildend, blutdrucksenkend, abwehrkraftsteigernd und hautheilend sowie allgemein tonisierend und menstruationsfördernd.

GEMMOTHERAPIE: „Die klärende Sprosse"
In der Gemmotherapie hat das Mazerat eine stark stoffwechselanregende und allgemein entschlackende Wirkung. Es schützt und regeneriert die Leberzellen und regt weiters die Funktion der Nieren und der Milz an. Es zeigt entzündungshemmende, antirheumatische Wirkung und unterstützt die Ausheilung von Geschwüren.

Das Gemmomazerat des Wacholders verleiht Klarheit und Ausdauer. Es hilft ebenfalls in spirituellen Krisen.

Die Wacholderblütenessenz hebt unsere Licht- und Wärmekraft, befreit uns vor Angst und Schatten und gibt Besonnenheit, Klarheit und Mut. Sie lässt uns klar sehen, klärt unsere Gedanken und stärkt unsere Ausdauerkraft.

Eine Räucherung reinigt den Raum auf physischer und feinstofflicher Ebene.

Wacholderrauch ist eine traditionelle Art der Verbindung mit den Naturgeistern und unserem Ahnenstrom und ermöglicht uns dort zu klären, reinigen und zu heilen. Bitten und Gebete werden *hinauf* getragen. Der Wacholderrauch war ein sehr wichtiger Ritualbestand von vielen Kulturen, angefangen von keltischer bis zur asiatischen Kultur. Er löst Dunkles wie Hass, Zorn, Gewalt und Angst auf und gibt uns Schutz und Sicherheit.

> *„Vor dem Holunder soll man den Hut ziehen,*
> *vor einem Wacholder aber muss man niederknien."*

Der Wacholder wirkt:

Beide sind eine sehr gute Baumapotheke. Heute ist die stark desinfizierende Wirkung auch wissenschaftlich belegt.

Abgeleitet von *Wachhalter* ist der Wacholder sehr heilkräftig und macht lebendig. So wurde der Wacholder als sehr wichtiges Mittel, um sich vor Ansteckungen zu schützen, schon im Mittelalter verwendet. Wacholder leitet jedes Gift und jeden Krankheitserreger aus dem Körper aus und ist ein starkes Antiseptikum.

» **Die aromatischen Beeren** werden als Gewürz und auch medizinisch verwendet. Sie wirken stärkend auf das Nervensystem, entschlacken das Blut, sind appetitanregend, heilen chronische Hauterkrankungen und Ekzeme und stärken den Sehnerv.

» **Wacholderbeerentee** wirkt ausgezeichnet bei Blasenentzündungen und hat eine beruhigende und wärmende Wirkung auf den Magen. Außerdem vertreibt er Sodbrennen und Völlegefühl oder lindert Koliken und Blähungen. Tee aus Beeren schwemmt Harnsäure-Ablagerungen aus.

» **Ätherisches Wacholderöl** ist ein gutes Mittel bei Gicht und Arthritis sowie sehr wirksam bei Atembeschwerden. Es ist sehr stark und sollte deshalb bei Nierenleiden und in der Schwangerschaft nicht angewendet werden!

Das Holz gilt als Zauberholz, das böse Geister vertreibt. Die Krankenstuben wurden früher mit einer Wacholderräucherung desinfiziert. Größere Wacholderarten werden für Gebrauchsgegenstände verwendet, diese duften lange Zeit angenehm und würzig.

Küchentipps

» Nicht nur Wacholderbeeren eignen sich hervorragend zum Würzen von Speisen, sondern auch kleine Wacholderzweige verwendet man zum Beizen und Mitbraten bei Wildgerichten. Getrocknete Wachholdernadeln passen gut in jedes Kräutersalz.

Wacholderöl

» Leicht angetrocknete Wacholderzweige werden mit 9 angequetschten Wacholderbeeren mit ca. 350 ml gutem Olivenöl in eine schöne Flasche gefüllt.

» Mind. 3 Wochen mazerieren lassen und anschließend als delikates Öl in der Küche verwenden.

Die Pflanzenteile bleiben in der Flasche. Sie sind nicht nur dekorativ, sondern geben laufend an Geschmack ab!

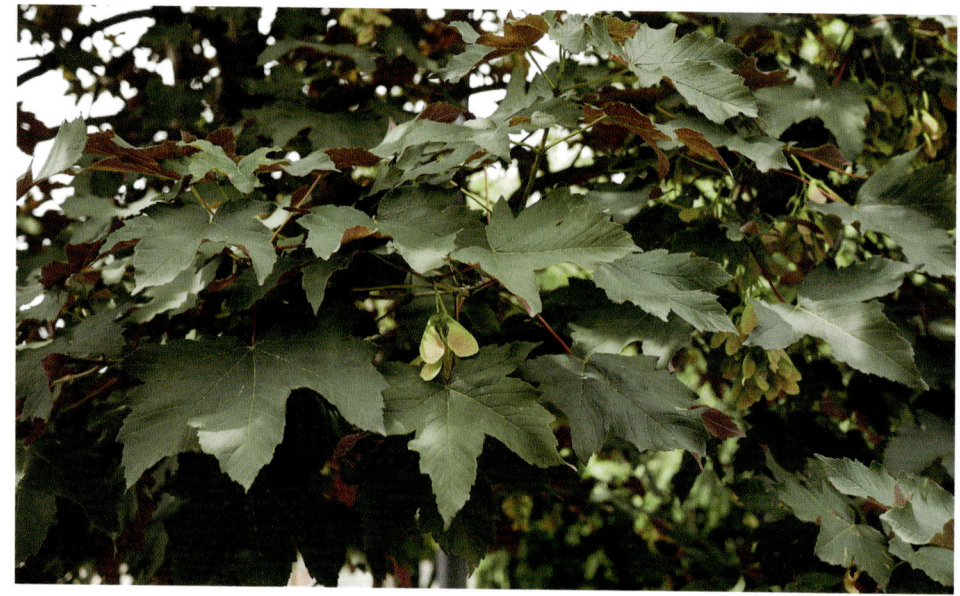

27. Bergahorn

Acer pseudoplatanus L.,
Familie der Seifenbaumgewächse – Sapindaceae

Als Rübezahl der Alpen fühlt er sich in kalter, feuchter Luft am wohlsten. Allein kann er sich frei entfalten und wächst zu einem kräftigen, mächtigen Baum heran. Er wird bis zu 40 Meter hoch, erreicht ein Alter von etwa 600 Jahren und erklimmt Höhen von bis zu 1600 Meter. Die Ahornsamen gleiten in kreisenden Bewegungen, sich um die eigene Achse drehend und vom Wind getragen, als Propeller vom Baum. Wer hat sich noch nicht an ihnen erfreut?

Es gibt an die 150 verschiedene Ahornarten und diese sind im Herbst maßgeblich an den wundervollen Verfärbung der Natur beteiligt. Bei uns heimisch und am häufigsten sind Bergahorn, Spitzahorn und Feldahorn.

Beim Bergahorn findet man nach erschreckenden Erlebnissen unter seiner Krone wieder zu Ruhe und Ausgeglichenheit. Der Ahorn hat eine stark kühlende Wirkung, nach einer Verwirrung oder einem Streit führt er dich zu klaren Gedanken, er kühlt deinen Kopf. Seine Urkraft beruhigt, entspannt und harmonisiert unsere Gedanken und stärkt mit positiver Energie Lebenskraft steigernd unseren Körper.

Inhaltsstoffe: Allantoin, Cholin, Flavonoide, Gerbstoffe, Saccharose, Saponine, Mineralstoffe und Vitamine

Der Ahorn wirkt allgemein kühlend, fiebersenkend, abschwellend und zusammenziehend sowie entgiftend, entzündungshemmend, wundheilend und entkrampfend. Außerdem hat der Bergahorn vitalisierende und tonisierende Eigenschaften.

GEMMOTHERAPIE:
„Die Reizschwelle erhöhende Knospe"

Das Bergahorn-Knospenmazerat *Acer pseudoplatanus* wird meist wegen seiner regenerierenden Wirkung besonders für trockene Hautprobleme sowie für die Leber und bei Entzündungen eingesetzt.

Es eignet sich für Menschen, die äußeren Reizen gegenüber wenig Widerstand bieten können und sich dadurch schnell erregen. Es hilft, sich nicht allzu schnell an äußeren Reizen zu entzünden.[8]

Die Bergahornblütenessenz gilt als die Notfallessenz der Alpen, beruhigt nach erschreckenden Erlebnissen und wirkt stabilisierend auf die negative Situation. Sie stößt uns an, mit Kraft, Mut und Entschlossenheit unseren Bedürfnissen zu folgen, löst intellektuelle Verkrampfungen, lässt Energie wieder fließen und gibt uns die Freude und die Süße des Lebens zurück.

Heute ist der Ahorn *Acer* als heilende Kraft nur noch wenigen bekannt, doch steht er auf einer Liste der wichtigsten Heilpflanzen neben dem Wacholder auf dem Papyrus *Eber*, von ägyptischen Priestern vor etwa 4000 Jahren angefertigt.

Alles im Ahorn ist heilkräftig, von der Wurzel bis zur Spitze.

Der Ahorn wirkt:

» Als **Tee von Rinde und Borke** hilft er bei Problemen mit trockener Haut und Magenbeschwerden. Baumwasser wirkt als Frühjahrskur bestens zur Stärkung des Immunsystems und zur Entgiftung.

» **Frische Blätter** helfen gegen Schwellungen, Entzündungen oder bei Juckreiz nach einem Insektenstich. In die Wanderschuhe eingelegt, verhindern sie manche Blase und kühlen und erfrischen den müden Fuß.

» **Junge Bergahornblätter und Ahornblüten** sind eine wunderbare Ergänzung in einem Frühlingssalat und schmecken frisch und herrlich. Die jungen Bergahornblätter, fein geschnitten, eingelegt und fermentiert, bringen nährreiche Kost im Winter. Spitz- oder Feldahornblätter eignen sich nicht für diese Zubereitungsart.

» **Die Samen** als Gewürz für Punsch oder Glühwein geben eine spezielle Geschmacksnuance frei. Der Bergahorn wurde früher auch zur Herstellung von Zucker oder Ahornsirup verwendet, wobei beim Umgang mit einer Baumbohrung äußerst behutsam vorgegangen werden muss, um den Baum nicht zu schädigen.

» **Ahornlaub** diente frisch vom Baum als Futterlaub und die abgefallenen Laubblätter als Einstreu für die Tiere im Stall.

Vorsicht! Der Verzehr des Bergahornsamens ist für Pferde und Esel giftig, jedoch für den Menschen unbedenklich!

Als Baum gedeiht der Bergahorn prächtig und sein seidig glänzendes, weißes Holz ist sehr begehrt in der Möbeltischlerei, der Drechslerei und als Holz für Parkettleger, Wagenbauer und Bottichmacher sehr gefragt. Als bestes Klangholz für Geige, Zither, Laute und Flöte hat es im Instrumentenbau seinen fixen Platz.

Übrigens, das trojanische Pferd wurde aus Ahornholz gebaut!

Ahornblütenessig

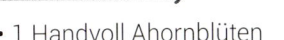

- 1 Handvoll Ahornblüten
- 500 ml natürlicher Obstessig
- n. G. Bio-Ahornsirup

» Die Ahornblüten in dem Obstessig für 3–6 Wochen ziehen lassen, abseihen und je nach Geschmack mit Bio-Ahornsirup verfeinern.

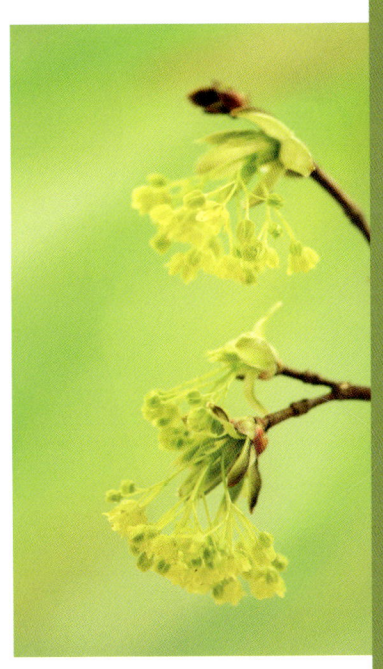

Die Ahornblütenessenz gilt als eine Art „Notfalltropen der Alpen". Dieser Essig ist meine Art, Genuss und Gesundheit miteinander zu verbinden. Der Essig wirkt ausgleichend, beruhigend und hebt die Laune!

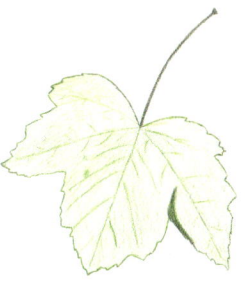

Der ideale Essig für unseren täglichen Salat! Einfach gut!

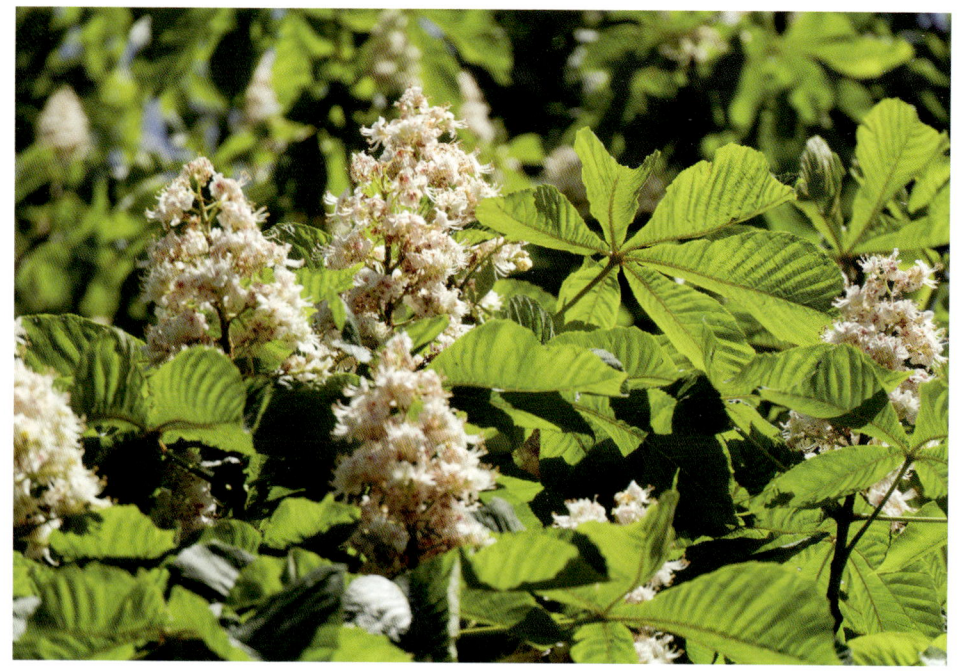

28. Rosskastanie

Aesculus hippocastanum L.,
Familie der Seifenbaumgewächse – Sapindaceae

Wenn man ihn lässt, wird er bis zu 30 Meter hoch und erreicht ein Alter von etwa 300 Jahren. Der Rosskastanienbaum gedeiht am besten in Gesellschaft mit anderen Artgenossen und mag es gerne frisch und feucht, er ist Bodenverdichtungen gegenüber empfindlich.

Zur Zeit der Kastanienblüte werden Bienen und Hummeln vom süßen Duft des Nektars förmlich angezogen und leisten eine hervorragende Arbeit.

In vielen Biergärten stehen Rosskastanienbäume, sie sind schnell wachsend, genügsam und spenden viel Schatten.

Die Urkraft der Rosskastanie vermittelt Fröhlichkeit, kindliche Unbeschwertheit und doch auch angenehme Ruhe. Sie hilft uns, unsere wahren Talente zu entdecken oder wiederzufinden, und vermittelt Lebensglück und Fröhlichkeit. „Alles ist im Fluss", energiesteigernd bringt die Rosskastanie alles wieder zum Fließen und löst Stauungen im Hier und Jetzt und auch in der Vergangenheit.

Inhaltsstoffe: Flavone, Flavonoide (z. B. Rutin), Vitamin B, Gerbstoffe, Bitterstoffe, Glykoside, Stärke, Harze, Säuren, Enzyme, fettes Öl, Cumarine, Eiweiße, Saponine

Die Rosskastanie kennt man hauptsächlich durch ihre lymph- und venenstärkenden, gewebeentwässernden und -festigenden Eigenschaften. Sie regt aber auch den Stoffwechsel an, fördert die Durchblutung und wirkt blutreinigend, blutstillend und entgiftend. Sie ist auch kreislaufstabilisierend, aufbauend und entzündungshemmend. Auf unser Atmungsorgan hat sie eine hustenheilende, schleimlösende und auf unsere Haut eine abschwellende, hautberuhigende- und UV- schützende Wirkung. Als natürliches Waschmittel ist sie basisch und waschaktiv.

GEMMOTHERAPIE:
„Die Schwere überwindende Knospe"
Die Wirkung des Gemmomazerats dieses Baumes *Aesculus hippocastanum* regt den Blut- und Lymphfluss an, wirkt reinigend und stärkend auf die Gefäßwände und behebt eingetretene Stauungen. Das Knospenmazerat regt die Schleimhäute an und wirkt so schleimverflüssigend und -lösend. Es ist geeignet bei gestauten Emotionen, ununterbrochenem Gedankenfluss oder ständig wiederkehrenden Gedanken. Es ist immer dann einzusetzen, wenn ein Weiterkommen durch Stillstand (durch ein Zuviel an etwas) behindert wird.

Die Bachblütenessenz *Nr. 35 White Chestnut/Rosskastanie* hilft bei geistiger Unruhe. Die Gedanken kreisen unaufhörlich, man fühlt sich ihnen ausgeliefert. Sie gibt uns Ruhe, stoppt das Gedankenkarussell, löst uns aus alten Verstrickungen und führt uns in eine neue, kraftvolle Entfaltung.

Eine Kastanienräucherung mit Blüte, Blatt, Holz, Früchten oder Rinde schenkt uns tiefe Verbundenheit mit unserer Urkraft und legt einen Schutzmantel über uns.

Die Kastanie wirkt:

Das Hauptthema der Rosskastanie bezieht sich auf Stauungen, Venen, Krampfadern, Rheuma und Gicht. Eine Rosskastanie, in der Hosentasche getragen, lässt Rheuma und Gicht Abstand nehmen, es ist es allemal wert, dieser alten, weisen volksheilkundlichen Empfehlung Folge zu leisten.

» **Kastanienblüten-Tee** lindert Husten und wirkt schleimlösend.

» Eine **Blüten-Tinktur** hilft bei Gicht und Rheuma sowie *eingeschlafenen* Armen und Beinen.

» Die **Früchte-Tinktur** verhindert Blutstauungen, wirkt schwellungshemmend und wird gerne bei Venenentzündungen verwendet.

» Die **Rinden-Tinktur** löst Stauungen im Lymphfluss, hilft bei Hämorrhoiden, Magenkrämpfen, Krampfadern, Gicht, Rheuma und Frostbeulen.

» **Kastanienblätter**, unters Bett gelegt, sollen zu einem guten Schlaf verhelfen und getrocknete Früchte, in einen Polster gegeben, sind ein gutes Fußmassagekissen. Einfach daraufstellen und die Beine immer wieder anheben.

» Ein **Breiumschlag** aus dem Mehl der getrockneten Kastanie reinigt speziell fette Haut und wirkt entspannend.

» Auch für **Wildtiere** ist die Rosskastanie ein willkommener Leckerbissen.

Das Rosskastanienholz ist weich, aber dennoch wenig elastisch. Für Furniere und als Möbelholz wird die Rosskastanie hin und wieder eingesetzt, als Verpackungsmaterial, für Schuhe und Haushaltsgegenstände wird sie ebenso gerne verwendet.

Kastanienöl zur Venenstärkung

- 10–12 frische Kastanienfrüchte
- 1 l Olivenöl
- 20 Tropfen ätherisches Zitronenöl
- 20 Tropfen Zypressenöl

» Frische Kastanienfrüchte in Stücke schneiden, durch den Fleischwolf drehen oder im Mörser zerstampfen.

» Mit dem Olivenöl übergießen und in einem Schraubglas 10 Tage bei Zimmertemperatur stehen lassen.

» Dann abseihen und die ätherischen Öle – Zitronen- und Zypressenöl – zugeben und in dunkle Flaschen abfüllen.

In ihrem Buch „*Blätter von Bäumen*" empfiehlt Susanne Fischer-Rizzi dieses Öl zur Venenstärkung.[9]

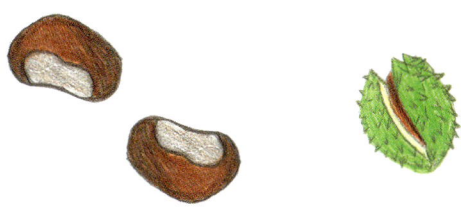

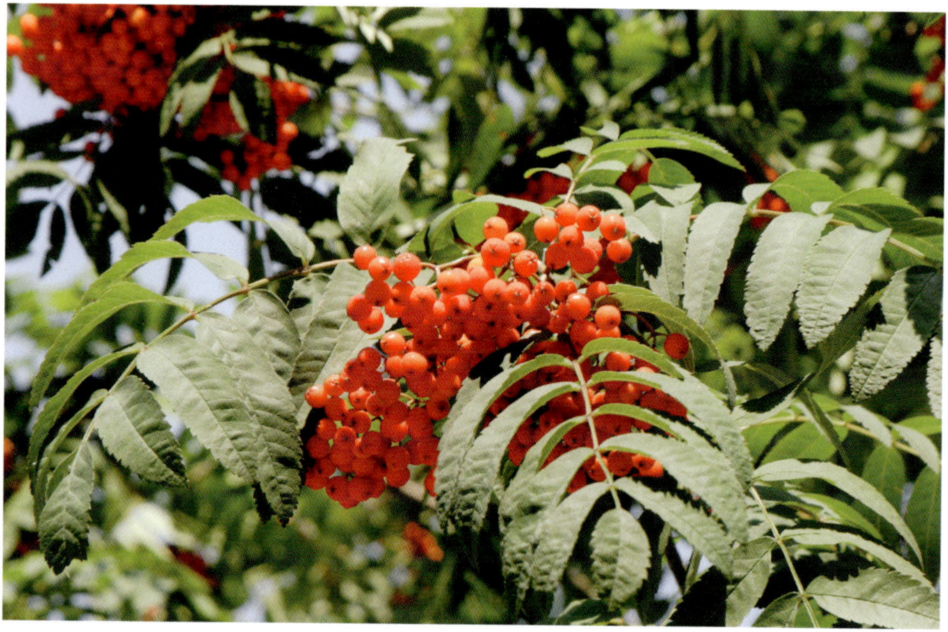

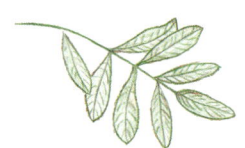

29. Eberesche

Sorbus aucuparia L.,
Familie der Rosengewächse – Rosaceae

Bei uns allgemein bekannt unter *Vogelbeere*, besitzt sie eine außergewöhnliche Frosthärte und Winterverträglichkeit und ist auch vereinzelt in Baumgrenznähe zu finden.

Die Eberesche erreicht ein maximales Alter von 120 Jahren und eine Höhe bis 15 Meter, ganz selten bis 25 Meter. Die roten Beeren leuchten Ende August bis in den September hinein wunderschön orangerot bis tomatenrot. Ist man spät dran, kann es durchaus sein, dass die Vögel die Ernte für uns erledigen. Als Köstlichkeit, Delikatesse und Rarität der Alpen gilt der sehr gesunde, zum Genuss und auch als Medizin verwendete, bei uns allseits bekannte *Vogei* (Vogelbeerschnapserl, ein Destillat aus der Beere). Ein guter Vogelbeerschnaps zeichnet sich durch den Geschmack von reifen Mandeln aus.

Die Eberesche ist ein **Lichtbaum**, als Baum des Lebens von den Kelten verehrt, dem man die Macht zusprach, über das Dunkle der Winterdämonen zu siegen.

Ein Besuch bei der Eberesche spendet uns lebendige Kreativität, erhellt unseren Geist und lässt uns auf die innere Stimme wieder mehr hören, um seinen eigenen Weg zu finden. Die Urkraft der Eberesche berührt uns mit einer höheren Inspiration und Kraft und legt sich schützend um uns.

Inhaltsstoffe: Parasorbinsäure, Sorbit, Apfelsäure, ätherisches Öl, Zitronensäure, Bernsteinsäure, Amygdalin, Gerbstoffe, Weinsäure, Provitamin A, viel Vitamin C, Kalium, Kalzium, Magnesium, Phosphor, Pektin, Carotinoide

Die Eberesche wirkt verdauungsfördernd, (getrocknet durchfallhemmend und frisch abführend), keimhemmend und pilzwidrig und hat eine kühlende, blutstillende, zusammenziehende sowie lymphanregende Wirkung. Sie gilt als vitaminspendend, lungen- und bronchienheilend.

GEMMOTHERAPIE: „Die lebensbejahende Knospe"

Das Ebereschen-Gemmomazerat *Sorbus aucuparia* verbessert vor allem die Fließeigenschaften des venösen Kreislauf- und des Lymphsystems. Es zeigt entzündungshemmende Wirkungen auf den Darm- und den Atemtrakt. Weiters stärkt es das Immunsystem, regt den Stoffwechsel an, wirkt blutreinigend und regt die Lebertätigkeit an. Der Knospenansatz besitzt eine krampflösende Wirkung auf den weiblichen Unterleib und Verdauungstrakt.

Das Mazerat eignet sich für pessimistische, depressive Gemüter und bei Burn-out. Es lichtet auf, schenkt wieder Lebensfreude und Vertrauen in das Gute. Die Eberesche ist eine Bewahrerin und Förderin optimistischer Lebenshaltung, erhöht die Spannkraft und schenkt Mut und Vertrauen in sich selbst.

Die Eberschenblütenessenz wirkt erhellend für den Geist, sie führt uns aus Verstrickungen, gibt uns Hoffnung und Mut und bringt eine optimistische Haltung in unser Leben.

Eine Eberschenräucherung ist in einer Welt von Gegensätzen behilflich, wenn es darum geht, seinen eigenen Weg zu finden. Sie löst geistige Blockaden und Zerrissenheit und führt uns zu Vertrauen und Harmonie.

Die Eberesche wirkt:

» **Tee aus Blüten und Blättern** hilft bei Husten und Magenverstimmungen.
» Die **Früchte** wirken als Saft, gekocht oder auch getrocknet verzehrt, allgemein stärkend auf unser Immunsystem sowie bei Husten, Rheuma und Gicht.
» Eine **Tinktur aus Blüten und Blättern** hilft bei Husten, Bronchitis, Rippenfell- und Lungenentzündung.

Vorsicht! Rohe Beeren können aufgrund des hohen Parasorbingehalts Übelkeit, Durchfall und Erbrechen herbeiführen. Auch bei Sorbitunverträglichkeit soll man im Allgemeinen darauf verzichten.

In der Küche kann man getrocknete **Knospen** als Gewürz verwenden, die **Blattaustriebe** zum Herstellen von Likör und aus den **Früchten** Gelees, Kompott, Sirup, Saft und Saucen zaubern. Die **getrockneten Früchte** können sehr gut zu Mehl zermahlen oder auch als Kaffee-Ersatz verwendet werden.

Die Eberesche ist als Holz wenig bekannt, aber sehr hochwertig, vor allem für Schnitz- und Drechselarbeiten. Wegen seiner hohen Maßhaltigkeit werden auch Messinstrumente, Rechenschieber und Musikinstrumente aus Ebereschenholz hergestellt.

Vogelbeer-Saft

» Ausgereifte Beeren einfrieren.

» Vogelbeeren von der Dolde zupfen und entsaften.

» Den Saft mit der halben Menge Zucker verrühren, zusammen aufkochen und in Flaschen abfüllen.

» Kühl und dunkel lagern.

Zur Stärkung der Abwehrkräfte täglich 1 bis 3 Esslöffel einnehmen.

Zur Stärkung der Abwehrkräfte!

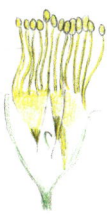

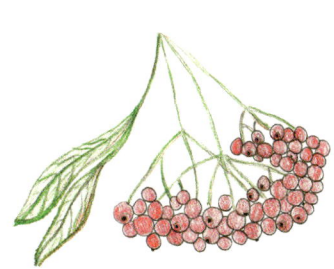

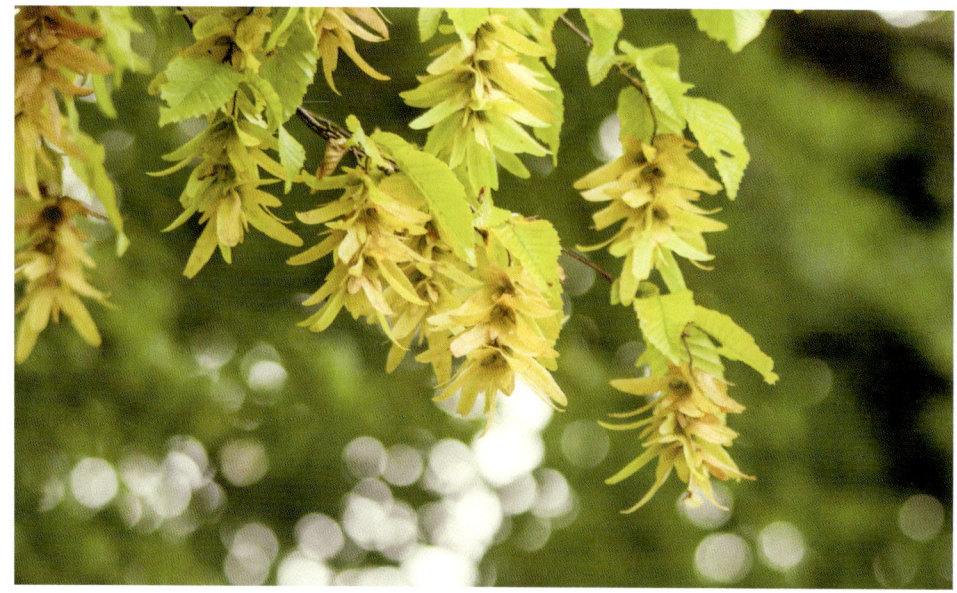

30. Hainbuche

Carpinus betulus L.,
Familie der Birkengewächse – Betulaceae

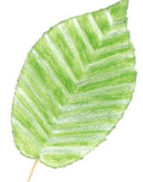

Die Hainbuche kehrte erst spät nach der Eiszeit in die Alpen zurück, sie kann bis zu 18 Meter hoch und 150 Jahre alt werden. Obwohl man sie auch Weißbuche nennt, hat sie mit der Rotbuche und anderen Buchengewächsen kein Verwandtschaftsverhältnis, sie ist den Birkengewächsen zuzuordnen.

Man findet sie bei uns nur vereinzelt als ausgewachsenen Baum, sie diente vorwiegend als Heckenpflanze zur Umzäunung der Haine einst und der Gärten heute. Die Hainbuche hält es aus, dass sie immer wieder zurechtgeschnitten wird. Sie besitzt besonders hübsch angeordnete Flügelfrüchte. Sie galt in der Zeit, als Eisen noch knapp war, als Eisenbaum, denn ihr Holz ist hart wie Metall, kernlos und schwer.

In unserer Mundart kennen wir die Eigenschaft als *hoabuachn* (hainbuchig), es beschreibt einen Menschen, der aus *grob geschnitztem Holz* ist und die Eigenschaften rau und derb besitzt, auch etwas eigen in seinem Verhalten ist.

Die Nähe der Hainbuche ermutigt, hellt die Stimmung auf und man kann seine innere Frische und Lebendigkeit wieder entdecken und festigen.

Inhaltsstoffe: Gerbstoffe, Terpentine, Bitterstoffe, Fettstoffe, Protein, Kreosot, die Blätter enthalten Vitamin C, Anthocyane, die eine antioxidative Wirkung haben und im Körper schädliche freie Radikale binden.

Durch ihren hohen Gerbstoffgehalt hat die Hainbuche zusammenziehende und wundheilende, blutstillende, entzündungshemmende, antibakterielle, keimtötende, schweißhemmende und appetitanregende Eigenschaften. Weiters gilt sie als vitalisierend und schleimhautberuhigend.

GEMMOTHERAPIE:
„Die vitalitätsspendende Knospe"
Das Gemmomazerat der Hainbuche *Carpinus betulus* hat ausgeprägte blutstillende Eigenschaften im Bereich der Schleimhäute und eine krampflösende Wirkung auf den oberen Bereich des Atemtraktes. Es wirkt allgemein entgiftend, zeigt eine antiallergische Wirkung, die sich hauptsächlich im Nasen-Rachen-Raum entfaltet, und regt die Blutplättchen-Produktion im Knochenmark an.

Bei Kraft- und Mutlosigkeit, Lebensunlust und Vertrauensmangel wirkt es stützend und ausgleichend. Die Hainbuche ist gut geeignet für zu schnell gestresste Menschen.

In der **Gemmotherapie für Kinderheilkunde** wird das Mazerat dann eingesetzt, wenn sich das Kind mental in der Schule überfordert fühlt, bei Erschöpfung durch Reizüberflutung und Lustlosigkeit. Es vitalisiert, stärkt das Durchhaltevermögen und erhöht die Stresstoleranz.[10]

Die Bachblütenessenz *Nr. 17 Hornbeam/Hainbuche* ist verbunden mit der inneren Lebendigkeit und geistigen Frische. Sie holt uns aus dem *Hamsterrad*, einer Ermüdung durch einseitige Lebensweise, bringt unsere erlahmte seelische Spannkraft wieder in Schwung, wirkt wie eine erfrischende kühle Dusche und gibt uns die Wahrnehmung und den klaren Blick, um wieder bewusster zu leben.

Die Hainbuche wirkt:

» Ein **Tee aus der dünnen, gerbstoffreichen Rinde** junger Hainbuchenäste hat eine wundheilende und zusammenziehende Wirkung. Er wird bei Blasenerkrankungen und auch bei Unfruchtbarkeit der Frau angewendet.

» **Tee aus Hainbuchenblättern** hilft bei Erkrankungen der oberen Luftwege, Nebenhöhlenentzündung, Heuschnupfen und Schleimhautentzündung des Mundes.

» Die **frischen Blätter** wurden früher als Wundpflaster auf Wunden gelegt. Die zusammenziehende Wirkung entfaltet sich in einem Blätteraufguss als Fußbad und hilft bei geschwollenen Füßen sowie bei Schweißfüßen.

In der Küche passt das junge Grün der Hainbuche in Kräutermischungen, für Kräuterbutter, -salz oder -topfen. Ein paar junge frische Weißbuchenblätter und Keimlinge passen auch in einen Wildkräutersalat. Die geschälten Samen können als Gewürz verwendet in Gemüsegerichten mitgekocht oder sauer eingelegt werden. Ein Einlegen in Salzwasser vor der Verarbeitung ist anzuraten, sie verlieren ihre Bitternis und schmecken besser.

An die 750 Kilogramm wiegt ein Kubikmeter Hainbuchenholz, es gilt als das schwerste aller heimischen Nutzhölzer. Hainbuchenholzkohle verbrennt so heiß, dass man in diesem Feuer Eisen schmelzen kann. Da jedes Werkzeug bei der Hainbuchenbearbeitung stumpf wurde, brachte es ihr nicht nur auf Grund ihres schweren Gewichtes den Namen *Eisenholz* ein.

Es wird speziell für das Gewinde der Obst- und Weinpressen verwendet. Der Hackstock in der Metzgerei, Wasserräder, Radachsen, Holzschlägel, überall dort wo man etwas stark beanspruchte, hielt das Hainbuchenholz stand. Im Musikinstrumentenbau wird es in der Klaviermechanik eingesetzt, sowie hin und wieder zu Schlagstöcken verarbeitet. Als Furnier ist es praktisch nicht im Handel, sehr wohl aber als Schnittware.

Die Hainbuche vermag es auch gut, Blei aus der Luft zu filtern, deshalb eignet sie sich für Hecken als Schutz und Abstandhalter zur Straße.

Die Hainbuche vermag Blei aus der Luft zu filtern.

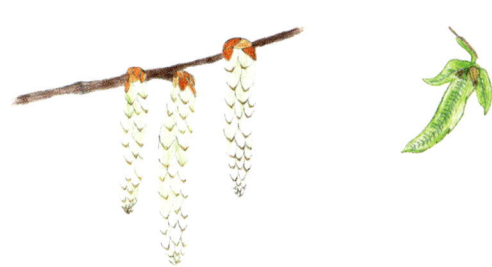

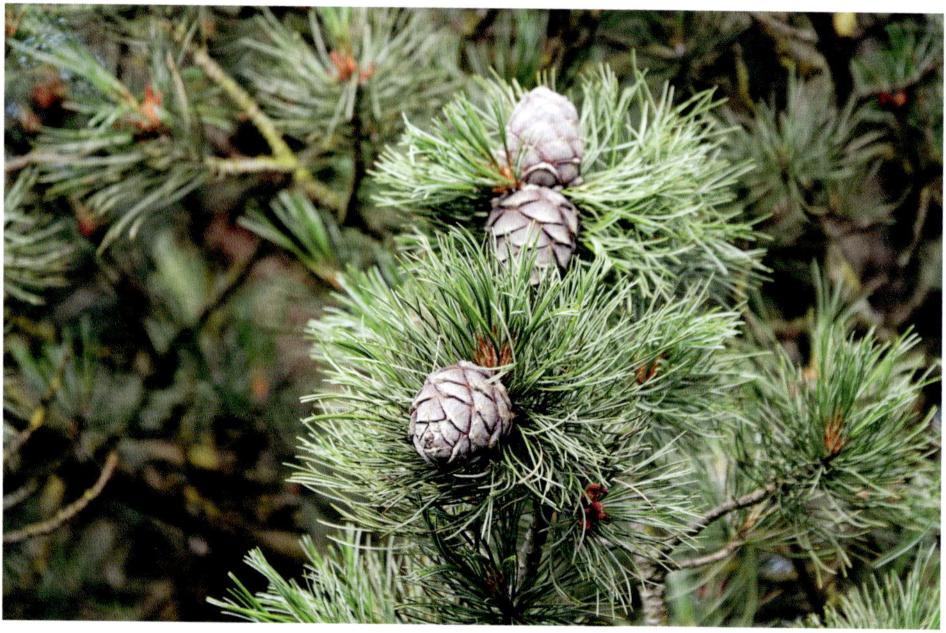

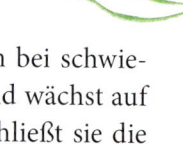

31. Zirbe

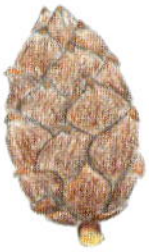

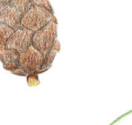

Pinus cembra L,
Familie der Kieferngewächse – Pineaceae

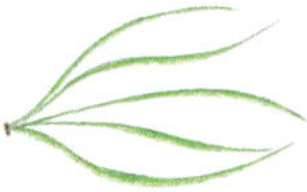

Die Zirbe trotzt allen Einflüssen, sie steht erhaben bei schwierigsten Bedingungen, wird bis zu 1000 Jahre alt und wächst auf einer Seehöhe von 1300 bis 2700 Meter. Damit schließt sie die Baumgrenze. Bloß die Latschen wagen sich noch höher hinauf. Nur auf Kalkgestein, da fehlt sie.

Die Königin der Alpen ist sehr genügsam, eine Pionierpflanze, befestigt sie Fels- und Steinmassen und steht schützend vor dem Bergwald. Ihr balsamischer Duft ist das Markenzeichen, in den Nadeln unterscheidet sich die Zirbe deutlich von anderen Kieferngewächsen, die Nadeln der Zirbe sitzen zu fünft gebündelt, während die anderen Kiefernarten nur zwei Nadeln bündeln.

Ich kann mich an meine Kindheit noch genau erinnern, wir verweilten beim Wandern oft bei den reifen Zirbenzapfen, *Zeaschgn* auf Murtalerisch, wir lösten die kleinen Nüsse aus den Zapfen und knackten sie auf. Herrlich wohlschmeckende *Zirbennüsse-Genüsse* waren das.

Die Urkraft der Zirbe ist eindeutig, sie stärkt, richtet uns wieder auf, öffnet und wärmt unser Herz, sie beschützt uns in schwierigen Strecken unseres Lebens. Ein Verweilen bei der Zirbe macht friedvoll, schenkt Herzenswärme und entspannt.

Inhaltsstoffe: Bitterstoffe, Wachse, ätherisches Öl mit dem Hauptwirkstoff Pinosylvin, Harze, Vitamine (viel Vitamin C in den Triebspitzen), Mineralien und Spurenelemente

Die *Königin der Alpen* hat antibakterielle, keimtötende, wundheilende, schmerzlindernde und durchblutungsfördernde, aber auch potenzsteigernde Eigenschaften. Auf unser Atmungsorgan wirkt sie schleimlösend, hustenheilend und auf unseren Organismus kräftigend und aufbauend, konzentrationsstärkend und nervenberuhigend.

Zirbenblütenessenz öffnet unsere Herzenssicht und lehrt uns, mit Geduld auf den passenden Zeitpunkt zu warten, um ihn dann auch zu nutzen. Sie richtet uns auf und bringt uns wieder in unsere Mitte.

Eine Zirbenräucherung aus Nadeln, Holzspänen und Zirbenharz reinigt tiefgreifend und erfüllt den Raum mit friedvoller Herzenskraft.

Die Zirbe wirkt:

Die Heilwirkung ist ähnlich der anderer Kieferngewächse.

- » **Zapfen in Öl** ausgezogen wirken entspannend auf die Muskeln, Sehnen und lockern Verkrampfungen.
- » Eine **Salbe** ist wohltuend als Brustbalsam bei Husten und Erkältung allgemein.
- » Ein **Sud** aus Zirbennadeln, in die Badewanne geschüttet, wirkt entspannend auf Nerven und Muskeln und lässt das Blut besser zirkulieren.
- » Das bei uns sehr beliebte **Zirbenschnapserl** schmeckt nicht nur wunderbar, sondern wärmt Geist und Seele von innen.
- » Zirbensorbet, Brot mit Zirbennüssen, Zirbenhonig – die Zirbe ist und bleibt ein *Highlight* für sich, von der Wurzel bis zur Spitze.

Das Zirbenholz hat schon eine lange Geschichte. Einst schliefen die Bauersleut' in Zirbenzimmern und lebten in Zirbenstuben, heute wird man sich dessen wieder bewusster. Zirbenmöbel, besonders Zirbenbetten, sind sehr gefragt in der Tischlerei. Der balsamische Duft hält *ewig* und vermag unsere Herzfrequenz zu senken und uns einen gesunden Schlaf zu bescheren. Auch wenn es heute manchen nicht möglich ist, ein Zirbenbett zu kaufen, ein Kissen, gefüllt mit Zirbenspänen, verfehlt auch nicht seine Wirkung.

Mit der Zirbe wurden wissenschaftliche Untersuchungen und Vergleichsstudien durchgeführt, die heute beweisen, was die *Alten* schon immer wussten: Sie hat eine beruhigende Wirkung auf unseren Herzschlag. In dieser schnelllebigen Zeit würden wir alle wohl ein Zirbenbett benötigen.

Die Zirbe ist im deutschen Sprachgebrauch auch noch bekannt als **Zirbelkiefer**, als **Arbe**, als **Arve** oder **Zirbel**.

Zirbenschnapserl

Welch ein Hochgenuss!

- 3-4 Zirbenzapfen, zur rechten Zeit geerntet, wenn die Zapfen von außen noch schön violett sind! Wenn man sie drückt, sollten sie noch ein wenig nachgeben und dürfen nicht ganz durchgehärtet sein.
- 1 l Apfelschnaps 40% Alkohol oder wahlweise ein guter Korn
- 80 g weißer Kandiszucker

» Die Zirbenzapfen werden in Scheiben zerteilt, mit dem Schnaps und dem Kandiszucker in ein Glas gefüllt, luftdicht verschlossen und an einen sonnigen Platz am Fensterbankerl gestellt.

» Das Glas 2–3 Mal pro Woche kurz, sanft aufschütteln und nach 6–8 Wochen abseihen!

» Es kann nun nach Bedarf nachgesüßt werden!

» Fertig ist die *rote Herrlichkeit*, welche noch ein paar Monate im Keller heranreifen sollte, um einen runden, harmonischen Geschmack zu erhalten!

Tipp: Wer sich die Mühe macht, von den abgeseihten Zirbenzapfen die frei liegenden Zirbenkerne abzusammeln und in Brot oder Gebäck einzubacken, erhält ein herrlich „zirbiges" Gebäck.

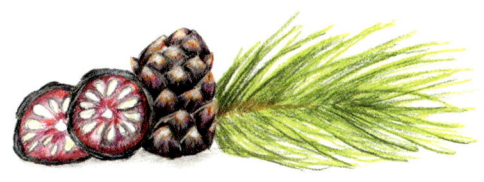

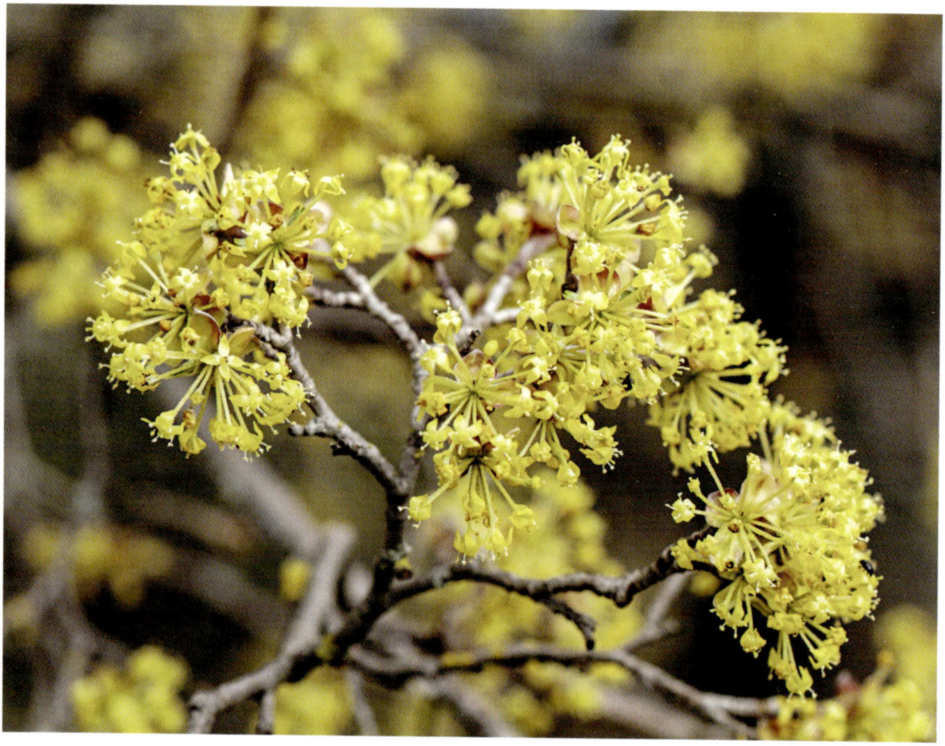

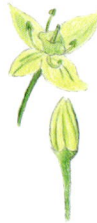

32. Kornelkirsche
(Gelber Hartriegel)

Cornus mas L.,
Familie der Hartriegelgewächse – Cornaceae

Die Kornelkirsche ist bei uns als Dirndlkirsche bekannt und wächst meist als großer Strauch. Sie kann aber als Baum einen Durchmesser von 15–20 cm bekommen und gehört zu den absoluten Frühlingsblühern. Ihren gelben und wunderschönen Blüten verdankt sie den Namen. Die Kornelkirsche war im antiken Griechenland weit verbreitet und wurde mit den Römern auch zu uns gebracht. Das außergewöhnlich harte Dirndlholz (*corn = hart wie Horn*) ist elastisch und wurde deshalb für lange Lanzen in den Feldzügen Alexander des Großen verwendet.

Im Tessin stellten Bauern noch Spazierstöcke aus dem Holz her, der Ziegenhainer Knotenstock wurde in Deutschland produziert und war einmal ein Begriff unter den Wanderstockexperten. Das Besondere daran waren die Drehungen im Stock. Diese wurde durch eine spezielle Schnürung des jungen Aufwuchses hervorgerufen, bis sich der Aufwuchs an den *geschnürten Engstellen* einengen ließ. Ein Knotenstock kann auch aus der Hasel gemacht werden.

> *Die Urkraft der Kornelkirsche gibt seinem regelmäßigen Besucher einen offenen, regen Geist, verleiht Kreativität, Frische und wirkt harmonisierend. Manche Baumexperten bezeichnen die Dirndlkirsche als Trendsetterin, unter dem Motto „Vorne dabei statt mitten drin".*

Inhaltsstoffe: Gerbsäuren, Anthocyane (Farbstoffe), Vitamine C, B, E, Mineralstoffe, Eiweiß, fettes Öl, Verbenalin, Rutin, Glykoside, Gallussäure, Ellagsäure

Ihre Eigenschaften sind blutreinigend und vitaminspendend, entzündungshemmend, leicht stopfend und magenkräftigend.

Die Dirndlkirschenblütenessenz wird als öffnend, reinigend, harmonisierend und ordnend beschrieben. Sie besitzt eine konzentrierte Winter-Energie, die für innere Werte und inneres Licht und Leuchten steht, bringt Zufriedenheit und vermittelt sonnige Herzenswärme.

Die Kornelkirsche wirkt:

Die Dirndlkirsche spielte schon bei den alten Griechen vor über 2000 Jahren als Heilpflanze eine wichtige Rolle.

» **Tee aus Blättern und Früchten** wurde bei Entzündungen in den Verdauungsorganen und als Magenstärkung verwendet.

» **Fruchtleder** (das getrocknete Mus der Frucht) wurde bei Fieber, Blutsturz, Blutungen und ruhrartigen Durchfällen eingesetzt.

» Hildegard von Bingen schrieb über die milde Wärme und empfahl den **Sud aus Rinde, Zweigen und Blättern.** Man schüttete ihn in das Badewasser für ein wohltuendes Gicht- und Rheumabad.

» Aus den **dunklen, vollreifen Kornelkischen** stellt man Marmelade, Gelee, Saft, Dirndldestillat und Fruchtleder her, die Verarbeitung ist allerdings sehr mühsam, da sich der Kern schwer vom Fruchtfleisch löst.

» Eine wunderbare **Dirndlköstlichkeit** und einfach herzustellen sind die noch nicht reifen, aber für meinen Geschmack äußerst delikaten *falschen Oliven*, in Essig oder in Öl eingelegt.

Aus dem Holz der Dirndlkirsche werden noch immer neben Spazierstöcken auch Waffen, Werkzeuge, Kämme und Knöpfe hergestellt. Sogar für Zahnräder von Uhren setzt man das harte und elastische Dirndlholz ein. Neben Schnitz- und Drechselarbeiten wird es auch zum Bau von Wagen- und Mühlrädern wegen seiner außergewöhnlichen Härte verwendet.

Dirndloliven

» Die Dirndlkirschen (Kornelkirschen) werden im noch nicht ganz reifen Zustand geerntet und in Salzlake (²/₃ Wasser, ¹/₃ Salz) für 8 Tage eingelegt.

» Danach sehr gut mit Wasser abgespült, in Gläser verteilt und mit gutem Olivenöl abgedeckt.

» Die Dirndloliven brauchen ca. 3 Monate, um richtig gut zu werden.

Als Beilage zu Käse, Salaten oder einfach zur Jause ein Hochgenuss!

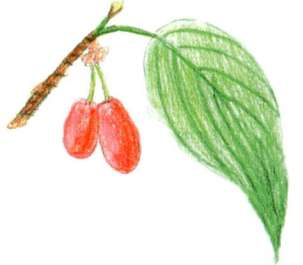

Das Rezept ist von meiner lieben Kräuterfreundin Ulli aus Strasswalchen.

Resümee

Während der Ausbildung zur Diplomierten Kräuterpädagogin lernt man ein umfassendes Wissensgebiet kennen. Die Heilkräfte der Pflanzen, verschiedenste Anwendungen und viele Möglichkeiten, alles für sich zu nutzen.

Einen sehr starken Ruf verspürte ich in dieser Zeit aus dem Wald. Bücher, Berichte, Seminare, alles was auf mich zukam und zukommt, wird förmlich verschlungen.

Mit einem Baum-Lehrpfad hoffe ich, unsere stummen und dennoch mächtigen Zeitgenossen von einer anderen, schönen, heilkräftigen und auch mystischen Seite näherbringen zu dürfen.

An dieser Stelle möchte ich DANKE sagen für die wunderschöne und sehr intensive Zeit, in der ich nicht nur viel über die Heilkräfte der Pflanzen erfahren durfte, sondern auch liebe, gute und wertvolle Freundschaften fürs Leben knüpfte. Der größte Dank gilt meiner Familie, die mit mir diese intensive Zeit erlebt und mich in meiner Entwicklung begleitet hat und, so gut es meinem Mann Bernhard und meinen zwei Töchtern Marlene und Lea möglich war, mich unterstützte. Es ist nicht immer einfach, mit jemandem zu leben, der ein Feuer und ein nicht endendes Interesse für BÄUME in sich trägt.

Die *Kraft der Bäume*-Fibel möchte ich meinem Vater widmen, er hat mir den Lebensraum Wald nähergebracht. Er war Holzfäller und nahm mich oft während meiner Schulferien mit in den Wald, wo ich mir mit Schwammerlsuchen mein Taschengeld aufbessern konnte. Und wenn ich meine Eltern in der Steiermark besuche, ist ein Spaziergang mit meinem Vater durch den Wald ein MUSS und eine große Freude für uns beide.

Endnoten

1) Buchempfehlung zum Thema Gemmotherapie: GANZ, Chrischta, HUTTER, Luis. *Gemmotherapie in der Kinderheilkunde.* Aarau: AT-Verlag, 2017.

2) Entnommen einem Seminar von Gottfried Hochgruber über Gemmotherapie, 2018.

3) GANZ, Chrischta, HUTTER, Luis. *Gemmotherapie in der Kinderheilkunde.* Aarau: AT-Verlag, 2017, Seite 111.

4) GANZ, Chrischta, HUTTER, Luis. *Gemmotherapie in der Kinderheilkunde,* Seite102.

5) LINGG, Adelheid. *Bäume & die heilende Kraft des Waldes.* Stuttgart: Kosmos, 2016, Seite 200.

6) Entnommen einem Seminar von Gottfried Hochgruber über Gemmotherapie, 2018.

7) vgl. Stern, Cornelia. *Gemmotherapie Grundlagen-Indikation-Behandlung,* Karl F. Haug Verlag, 2019.

8) GANZ, Chrischta. HUTTER, Luis. *Gemmotherapie, Knospen in der Naturheilkunde.* Aarau: AT-Verlag, 2015, Seite 25.

9) FISCHER-RIZZI, Susanne. *Blätter von Bäumen.* Baden und München: AT Verlag, 4. Auflage 2013, Seite134.

10) GANZ, Chrischta, HUTTER, Luis. Gemmotherapie in der Kinderheilkunde, Seite 62.

Literaturverzeichnis

ARVAY, Clemens G. *Der Biophilia Effekt, Heilung aus dem Wald.* Wien: Edition-a, 2015.

GANZ, Chrischta, HUTTER, Luis. 2017. *Gemmotherapie in der Kinderheilkunde.* Aarau: AT Verlag, 2017.

Gemmotherapie, Knospen in der Naturheilkunde. Aarau: AT-Verlag, 2015.

Die Bienenweide – Heimische Gehölze als Trachtpflanzen. Zeitschrift der Regionalen Gehölzvermehrung RGV. 2015, S. 7–42.

Ein Weichspüler fürs Herz, Weißdorn. Gesundheitsbote, FNL. 05 2017, S. 28–31.

FISCHER-RIZZI, Susanne. *Blätter von Bäumen.* Baden und München: AT Verlag, 4. Auflage 2013.

GRAINER, Karin. *Bäume in der Küche und Heilkunde.* Aarau und München: AT-Verlag, 2017.

HAGENEDER, Fred. *Der Geist der Bäume – Eine ganzheitliche Sicht ihres unerkannten Wesens.* Saarbrücken: Neue Erde Verlag GmbH, 6. Auflage 2016.

Die Weisheit der Bäume. Mythos–Geschichte–Heilkraft. Stuttgart: Franckh-Kosmos Verlags GmbH, 2009.

HIRSCH, Siegrid und GRÜNBERGER, Felix. *Die Kräuter in meinem Garten.* Linz: Freya Verlag GmbH, 21. Auflage, 2016.

KLAUSHOFER, Brigitta. *Holunderzeit.* s.l.: Beneveto Publishing, Salzburg, 2016.

LÜBBERS, Anette. *Der Biophilia-Effekt. In der Natur Heilung finden.* Natur&Heilen. 04 2017.

MACHATSCHEK, Michael. *Nahrhafte Landschaft.* Wien: Böhlau Wien, 1999.

MADAUS, DR. MED. Gerhard. *Lehrbuch der Biologischen Heilmittel.* 1938.

SCHEFFER, Mechthild und STORL, Wolf-Dieter. *Die Seelenpflanzen des Edward Bach.* Bielefeld: Aurum, 2. Auflage 2013.

SCHEFFER, Mechthild. *Bachblütentherapie. Theorie und Praxis.* Kreuzlingen/München: Ullstein, 1. Auflage 2004.

STEINGASSER, DR. Hans Martin. *Gemmotherapie–Phytotherapie–Mineralientherapie.* Wien: Verlag Wilhelm Maudrich, 2005.

STRASSMANN, Renato. *Baumheilkunde.* Linz: Freya Verlag GmbH, 2015.

THOMA, Erwin und GRUBER, Julia. *Bäume für die Seele.* Wien: Carl Ueberreuter Verlag, 2017.

THOMA, Erwin und MOSER, Maximilian. *Die Sanfte Medizin der Bäume.* Salzburg: Servus Verlag, 2014.

WOHLLEBEN, Peter. *Das geheime Leben der Bäume.* München: Ludwig Verlag, 2015.

Websites

www.urholz.de, www.pflanzen-vielfalt.net, www.geomantie.net, www.heilkräuter.de, www.pflanzen-vielfalt.net

Zeichnungen

Vielen Dank an die HBLA Elisabethinum, St. Johann im Pongau für die gute Zusammenarbeit. Die Zeichnungen sind von folgenden Schülerinnen:

Esche/Christina Voithofer, Waldkiefer/Elisa Fink und Katharina Lindmoser, Birke/Elena Fleischmann, Eiche/Katharina Steiner, Weißdorn/Andela Knezevic, Schlehdorn/Lena Reicher, Linde/Anna Maria Krallinger, Balsampappel/Sandra Gatterbauer, Birnenbaum/Femke Teeling, Walnuss/Katharina Schwab, Traubenkirsche/Michaela Steiner, Zitterpappel/Elsa Quehenberger, Rotbuche/Julia Kappacher, Schwarzer Holunder/Angela Windhofer, Hasel/Marlene Höller, Roter Holunder/Susanna Winter, Tanne/Anna Phüringer und Marlene Höller, Lärche/Elisa Schraml, Ulme/Esra Öz, Erle/Marlene Höller, Wacholder/Elisa Tink, Bergahorn/Lena Grübl, Rosskastanie/Stefanie Rettenegger, Eberesche/Anna Seiwald und Verena Wimmer, Hainbuche/Eva Krallinger, Zirbe/Katharina Schwab, Kornelkirsche/Iris Franch; weitere Zeichnungen sind von: Lebensbaum/Lea Höller, Weide, Speierling, Fichte und Latsche/Christine Höller, Kirsche/Laura Löcker.

Die Idee vom Kraft der Bäume-Lehrpfad

Bei einer kleinen Winterwanderung im Februar 2017, die mit einer Schlittenabfahrt belohnt wurde, fiel mir die Artenvielfalt der Bäume auf dem Weg zum Steinegg in Kleinarl/Pongau/Salzburg auf.

Die Idee von einem Baumlehrpfad in meinem Heimatort Kleinarl gibt es schon lange, dieser Platz eignete sich meiner Meinung nach perfekt dafür. Nach einem Gespräch mit Katharina Passrugger, Tochter der Steineggbauersleute, war diese sofort begeistert und erklärte sich bereit, mir bei der Umsetzung zu helfen.

Ein Kraft der Bäume-Lehrpfad, ein Baumlehrpfad mit Schwerpunkt Urkraft und Heilkraft der Bäume, etwas, das schon immer da war und doch wenig Beachtung findet.

Mein Konzept präsentierte ich der Geschäftsführung des Wagrain-Kleinarl-Tourismus. Da ich auch selbst vermiete, war mir wichtig, dass der Lehrpfad auch touristisch genutzt werden kann.
  Es ging schnell, die Geschäftsführung war begeistert, kurz darauf ich erhielt ich die finanzielle Zusage und den *Startschuss* für den Baumlehrpfad.

Herzlichen Dank an Katharina samt Familie und Geschäftsführung, Ausschuss und Vorstand des Wagrain-Kleinarl-Tourismus-2017 sowie an alle betroffenen Grundbesitzer.

Sommerurlaub in Wagrain-Kleinarl

» **Wanderregion** mit 140 km markierten Wanderwegen
» **Sommerlifte** mit **Wagrainis Grafenberg**
» **KLETTER-WELT Wagrain-Kleinarl** mit Hochseilgarten & Flying Fox
» **E-Bike & Mountainbike Region**
» Mountainbike-Rundkurs **Stoneman TAURISTA**
» Events: **„Musik auf Almen",** **„Musik & Theater"**, **Red Bull X-Alps, NIVEA Familienfest, Bauernherbst-Festwoche** mit Kürbisfest & Almabtrieb
» **Soccerpark Wagrain-Kleinarl**
» **Salzburger Sportwelt Card** mit täglich gratis Eintritt in die Wasserwelt Wagrain

WAGRAIN®
KLEINARL

Wagrain-Kleinarl
Lebensfreude hoch 2

wagrain-kleinarl.at

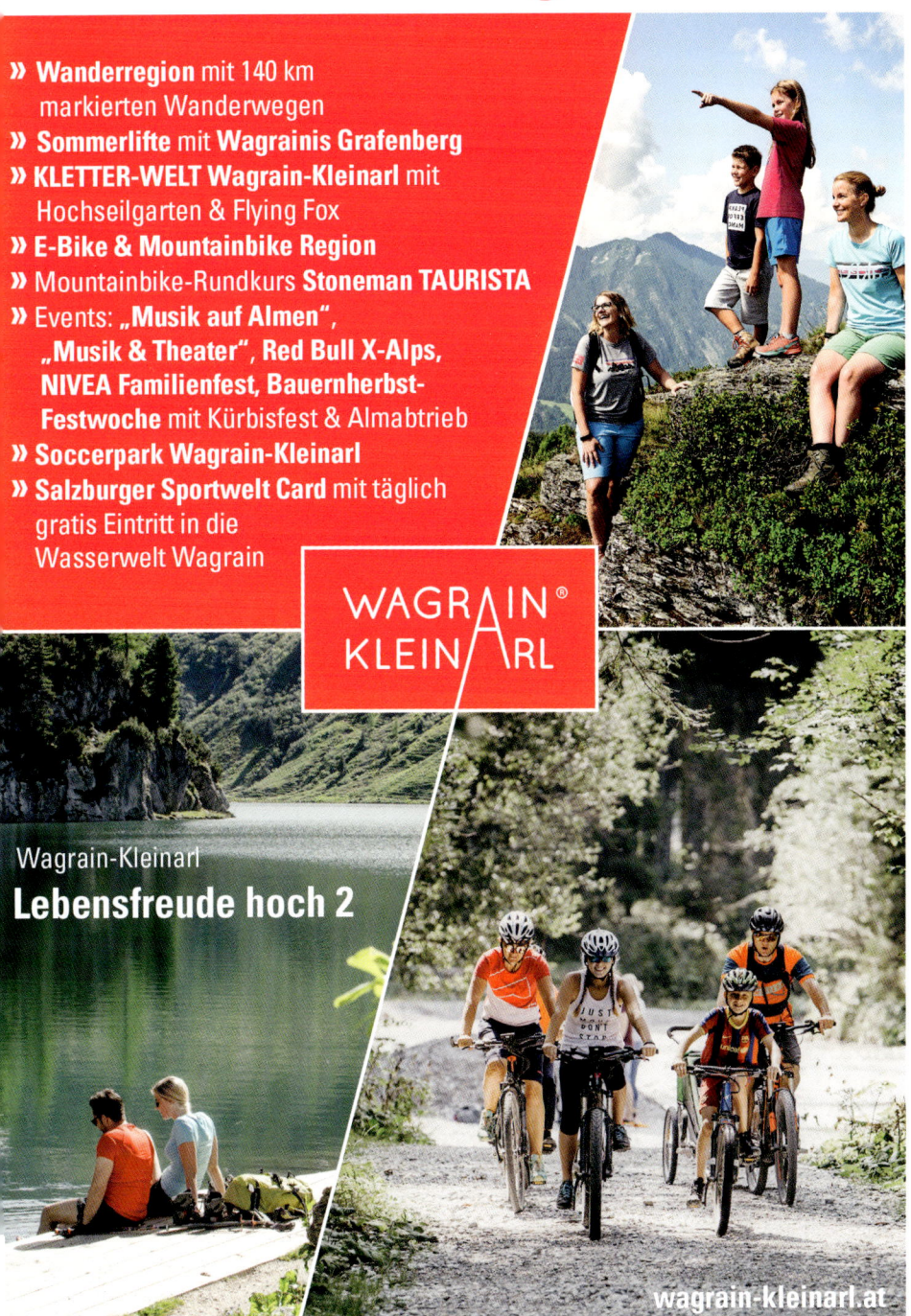